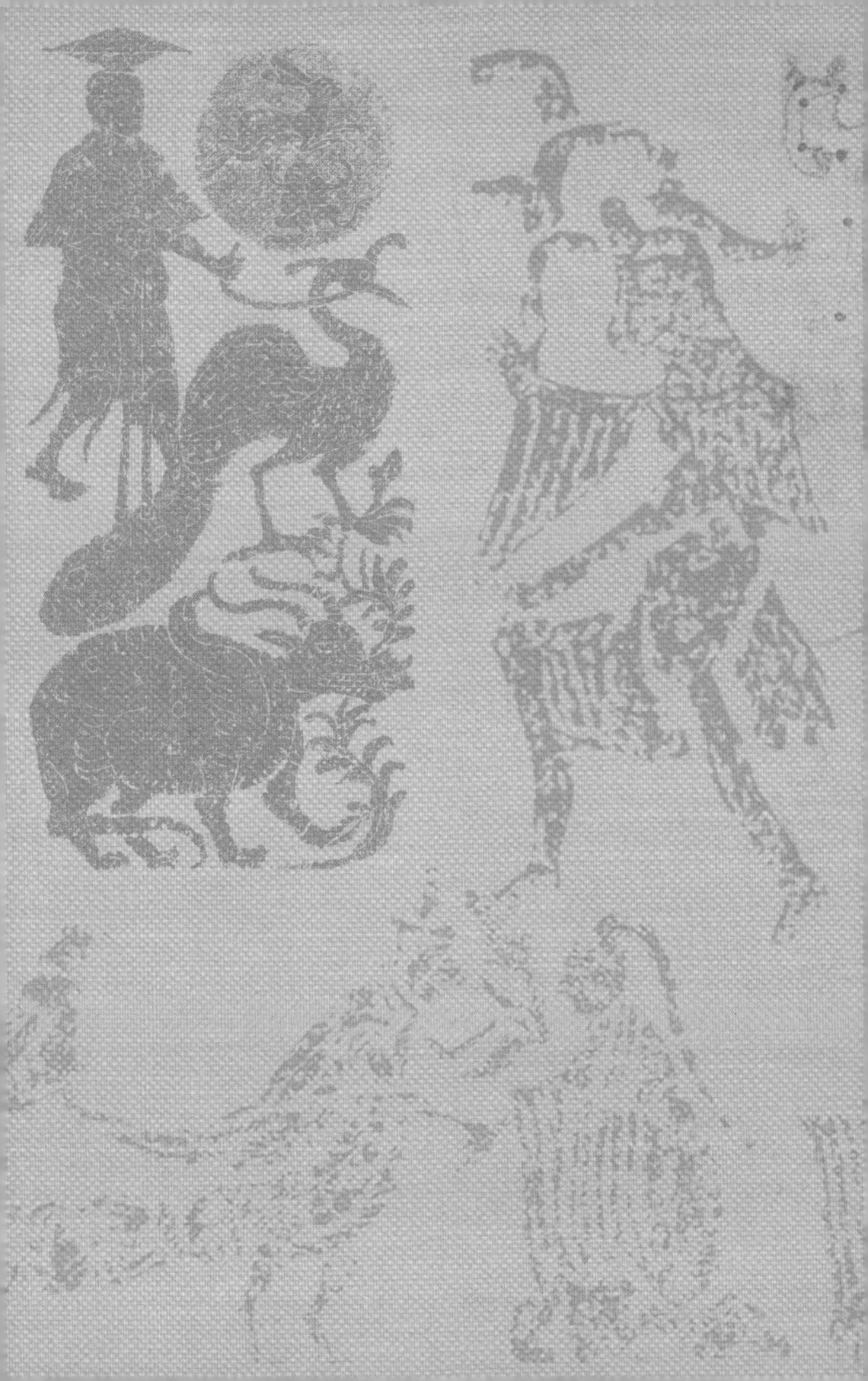

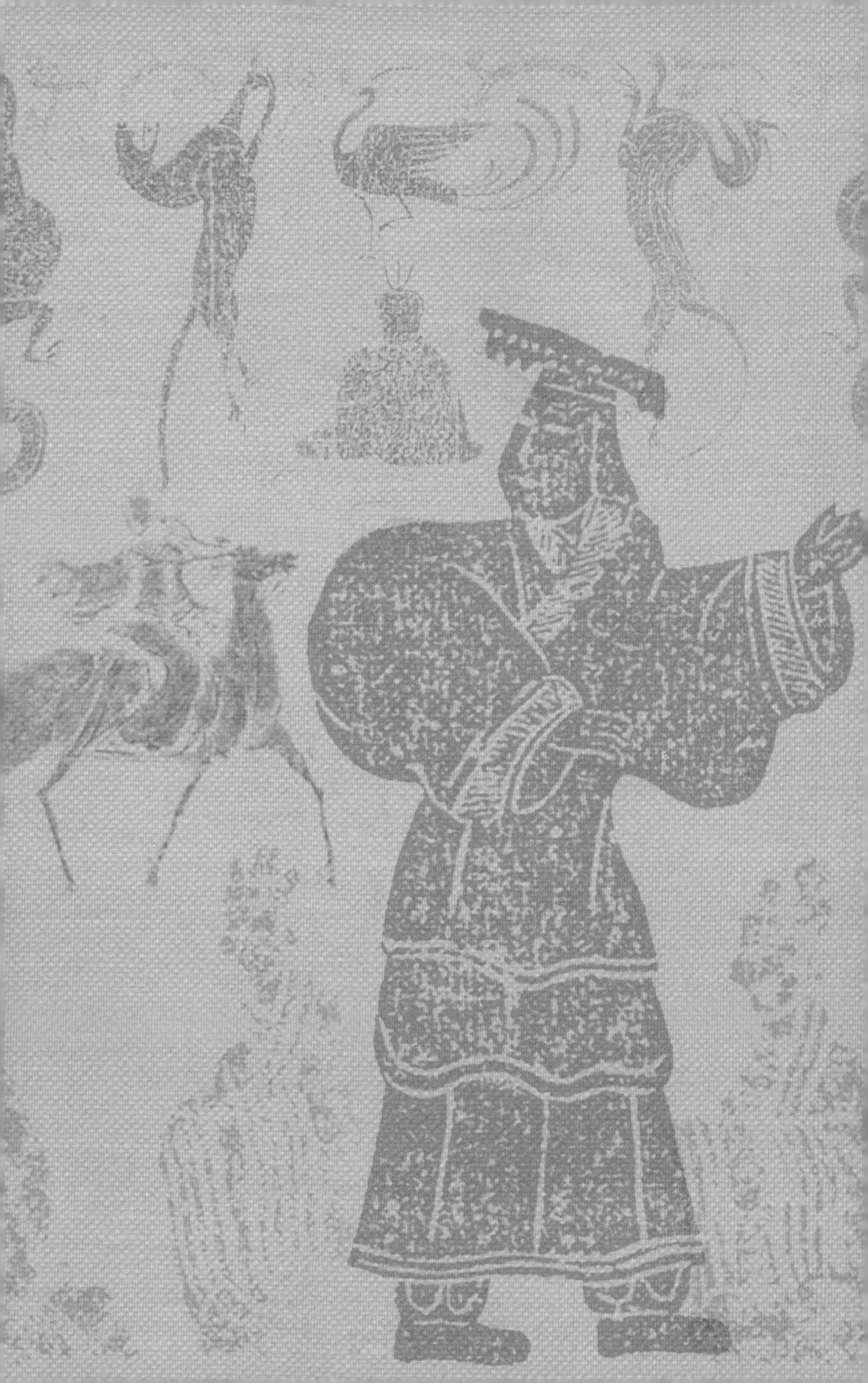

中国古医籍整理丛书

妇 科 备 考

清·何应豫 著

温建恩 校注

中国中医药出版社

·北 京·

图书在版编目（CIP）数据

妇科备考/（清）何应豫著；温建恩校注.—北京：
中国中医药出版社，2015.1（2024.8重印）
（中国古医籍整理丛书）
ISBN 978 - 7 - 5132 - 2192 - 4

Ⅰ.①妇… Ⅱ.①何… ②温…Ⅲ.①中医妇产科学 - 中国 -
清代 Ⅳ.①R271

中国版本图书馆 CIP 数据核字（2014）第 279451 号

中 国 中 医 药 出 版 社 出 版
北京经济技术开发区科创十三街 31 号院二区 8 号楼
邮政编码 100176
传真 010 64405721
北京盛通印刷股份有限公司印刷
各地新华书店经销

*

开本 710×1000 1/16 印张 17 字数 110 千字
2015 年 1 月第 1 版 2024 年 8 月第 2 次印刷
书 号 ISBN 978 - 7 - 5132 - 2192 - 4

*

定价 50.00 元
网址 www.cptcm.com

项目专家组

顾　问　马继兴　张灿玾　李经纬

组　长　余瀛鳌

成　员　李致忠　钱超尘　段逸山　严世芸　鲁兆麟
　　　　　郑金生　林端宜　欧阳兵　高文柱　柳长华
　　　　　王振国　王旭东　崔　蒙　严季澜　黄龙祥
　　　　　陈勇毅　张志清

项目办公室（组织工作委员会办公室）

主　任　王振国　王思成

副主任　王振宇　刘群峰　陈榕虎　杨振宁　朱毓梅
　　　　　刘更生　华中健

成　员　陈丽娜　邱　岳　王　庆　王　鹏　王春燕
　　　　　郭瑞华　宋咏梅　周　扬　范　磊　张永泰
　　　　　罗海鹰　王　爽　王　捷　贺晓路　熊智波

秘　书　张丰聪

前 言

中医药古籍是传承中华优秀文化的重要载体，也是中医学传承数千年的知识宝库，凝聚着中华民族特有的精神价值、思维方法、生命理论和医疗经验，不仅对于传承中医学术具有重要的历史价值，更是现代中医药科技创新和学术进步的源头和根基。保护和利用好中医药古籍，是弘扬中国优秀传统文化、传承中医学术的必由之路，事关中医药事业发展全局。

1949 年以来，在政府的大力支持和推动下，开展了系统的中医药古籍整理研究。1958 年，国务院科学规划委员会古籍整理出版规划小组在北京成立，负责指导全国的古籍整理出版工作。1982 年，国务院古籍整理出版规划小组召开全国古籍整理出版规划会议，制定了《古籍整理出版规划（1982—1990）》，卫生部先后下达了两批 200 余种中医古籍整理任务，掀起了中医古籍整理研究的新高潮，对中医文化与学术的弘扬、传承和发展，发挥了极其重要的作用，产生了不可估量的深远影响。

2007 年《国务院办公厅关于进一步加强古籍保护工作的意见》明确提出进一步加强古籍整理、出版和研究利用，以及

"保护为主、抢救第一、合理利用、加强管理"的方针。2009年《国务院关于扶持和促进中医药事业发展的若干意见》指出，要"开展中医药古籍普查登记，建立综合信息数据库和珍贵古籍名录，加强整理、出版、研究和利用"。《中医药创新发展规划纲要（2006—2020）》强调继承与创新并重，推动中医药传承与创新发展。

2003～2010年，国家财政多次立项支持中国中医科学院开展针对性中医药古籍抢救保护工作，在中国中医科学院图书馆设立全国唯一的行业古籍保护中心，影印抢救濒危珍本、孤本中医古籍1640余种；整理发布《中国中医古籍总目》；遴选351种孤本收入《中医古籍孤本大全》影印出版；开展了海外中医古籍目录调研和孤本回归工作，收集了11个国家和2个地区137个图书馆的240余种书目，基本摸清流失海外的中医古籍现状，确定国内失传的中医药古籍共有220种，复制出版海外所藏中医药古籍133种。2010年，国家财政部、国家中医药管理局设立"中医药古籍保护与利用能力建设项目"，资助整理400余种中医药古籍，并着眼于加强中医药古籍保护和研究机构建设，培养中医古籍整理研究的后备人才，全面提高中医药古籍保护与利用能力。

在此，国家中医药管理局成立了中医药古籍保护和利用专家组和项目办公室，专家组负责项目指导、咨询、质量把关，项目办公室负责实施过程的统筹协调。专家组成员对古籍整理研究具有丰富的经验，有的专家从事古籍整理研究长达70余年，深知中医药古籍整理研究的重要性、艰巨性与复杂性，履行职责认真务实。专家组从书目确定、版本选择、点校、注释等各方面，为项目实施提供了强有力的专业指导。老一辈专家的学术水平和智慧，是项目成功的重要保证。项目承担单位山东中医药大学、南京中医药大学、上海中医药大学、福建中医药大学、浙江省中医药研究院、陕西省中医药研究院、河南省中医药研究院、辽宁中医药大学、成都中医药大学及所在省市中医药管理部门精心组织，充分发挥区域间互补协作的优势，并得到承担项目出版工作的中国中医药出版社大力配合，全面推进中医药古籍保护与利用网络体系的构建和人才队伍建设，使一批有志于中医学术传承与古籍整理工作的人才凝聚在一起，研究队伍日益壮大，研究水平不断提高。

本着"抢救、保护、发掘、利用"的理念，该项目重点选择近60年未曾出版的重要古医籍，综合考虑所选古籍的保护价值、学术价值和实用价值。400余种中医药古籍涵盖了医经、基础理论、诊法、伤寒金匮、温病、本草、方书、内科、外科、女科、儿科、伤科、眼科、咽喉口齿、针灸推拿、养生、医案医话医论、医史、临证综合等门类，跨越唐、宋、金元、明以迄清末。全部古籍均按照项目办公室组织完成的行业标准《中医古籍整理规范》及《中医药古籍整理细则》进行整理校注，绝大多数中医药古籍是第一次校注出版，一批孤本、稿本、抄本更是首次整理面世。对一些重要学术问题的研究成果，则集中收录于各书的"校注说明"或"校注后记"中。

"既出书又出人"是本项目追求的目标。近年来，中医药古籍整理工作形势严峻，老一辈逐渐退出，新一代普遍存在整理研究古籍的经验不足、专业思想不坚定等问题，使中医古籍整理面临人才流失严重、青黄不接的局面。通过本项目实施，搭建平台，完善机制，培养队伍，提升能力，经过近5年的建设，锻炼了一批优秀人才，老中青三代齐聚一堂，有效地稳定了研究队伍，为中医药古籍整理工作的开展和中医文化与学术的传承提供必备的知识和人才储备。

本项目的实施与《中国古医籍整理丛书》的出版，对于加强中医药古籍文献研究队伍建设、建立古籍研究平台，提高古籍整理水平均具有积极的推动作用，对弘扬我国优秀传统文化，推进中医药继承创新，进一步发挥中医药服务民众的养生保健与防病治病作用将产生深远影响。

第九届、第十届全国人大常委会副委员长许嘉璐先生，国家卫生计生委副主任、国家中医药管理局局长、中华中医药学会会长王国强先生，我国著名医史文献专家、中国中医科学院马继兴先生在百忙之中为丛书作序，我们深表敬意和感谢。

由于参与校注整理工作的人员较多，水平不一，诸多方面尚未臻完善，希望专家、读者不吝赐教。

国家中医药管理局中医药古籍保护与利用能力建设项目办公室
二〇一四年十二月

许 序

"中医"之名立，迄今不逾百年，所以冠以"中"字者，以别于"洋"与"西"也。慎思之，明辨之，斯名之出，无奈耳，或亦时人不甘泯没而特标其犹在之举也。

前此，祖传医术（今世方称为"学"）绵延数千载，救民无数；华夏屡遭时疫，皆仰之以度困厄。中华民族之未如印第安遭染殖民者所携疾病而族灭者，中医之功也。

医兴则国兴，国强则医强。百年运衰，岂但国土肢解，五千年文明亦不得全，非遭泯灭，即蒙冤扭曲。西方医学以其捷便速效，始则为传教之利器，继则以"科学"之冕畅行于中华。中医虽为内外所夹击，斥之为蒙昧，为伪医，然四亿同胞衣食不保，得获西医之益者甚寡，中医犹为人民之所赖。虽然，中国医学日益陵替，乃不可免，势使之然也。呜呼！覆巢之下安有完卵？

嗣后，国家新生，中医旋即得以重振，与西医并举，探寻结合之路。今也，中华诸多文化，自民俗、礼仪、工艺、戏曲、历史、文学，以至伦理、信仰，皆渐复起，中国医学之兴乃属必然。

迄今中医犹为国家医疗系统之辅，城市尤甚。何哉？盖一则西医赖声、光、电技术而于20世纪发展极速，中医则难见其进。二则国人惊羡西医之"立竿见影"，遂以为其事事胜于中医。然西医已自觉将入绝境：其若干医法正负效应相若，甚或负远逾于正；研究医理者，渐知人乃一整体，心、身非如中世纪所认定为二对立物，且人体亦非宇宙之中心，仅为其一小单位，与宇宙万象万物息息相关。认识至此，其已向中国医学之理念"靠拢"矣，虽彼未必知中国医学何如也。唯其不知中国医理何如，纯由其实践而有所悟，益以证中国之认识人体不为伪，亦不为玄虚。然国人知此趋向者，几人？

国医欲再现宋明清高峰，成国中主流医学，则一须继承，一须创新。继承则必深研原典，激清汰浊，复吸纳西医及我藏、蒙、维、回、苗、彝诸民族医术之精华；创新之道，在于今之科技，既用其器，亦参照其道，反思己之医理，审问之，笃行之，深化之，普及之，于普及中认知人体及环境古今之异，以建成当代国医理论。欲达于斯境，或需百年欤？予恐西医既已醒悟，若加力吸收中医精粹，促中医西医深度结合，形成21世纪之新医学，届时"制高点"将在何方？国人于此转折之机，能不忧虑而奋力乎？

予所谓深研之原典，非指一二习见之书、千古权威之作；就医界整体言之，所传所承自应为医籍之全部。盖后世名医所著，乃其秉诸前人所述，总结终生行医用药经验所得，自当已成今世、后世之要籍。

盛世修典，信然。盖典籍得修，方可言传言承。虽前此50余载已启医籍整理、出版之役，惜旋即中辍。阅20载再兴整理、出版之潮，世所罕见之要籍千余部陆续问世，洋洋大观。

今复有"中医药古籍保护与利用能力建设"之工程，集九省市专家，历经五载，董理出版自唐迄清医籍，都400余种，凡中医之基础医理、伤寒、温病及各科诊治、医案医话、推拿本草，俱涵盖之。

噫！璐既知此，能不胜其悦乎？汇集刻印医籍，自古有之，然孰与今世之盛且精也！自今而后，中国医家及患者，得览斯典，当于前人益敬而畏之矣。中华民族之屡经灾难而益蕃，乃至未来之永续，端赖之也，自今以往岂可不后出转精乎？典籍既蜂出矣，余则有望于来者。

谨序。

第九届、十届全国人大常委会副委员长

许嘉璐

二〇一四年冬

王 序

中医学是中华民族在长期生产生活实践中，在与疾病作斗争中逐步形成并不断丰富发展的医学科学，是中国古代科学的瑰宝，为中华民族的繁衍昌盛作出了巨大贡献，对世界文明进步产生了积极影响。时至今日，中医学作为我国医学的特色和重要医药卫生资源，与西医学相互补充、相互促进、协调发展，共同担负着维护和促进人民健康的任务，已成为我国医药卫生事业的重要特征和显著优势。

中医药古籍在存世的中华古籍中占有相当重要的比重，不仅是中医学术传承数千年最为重要的知识载体，也是中医为中华民族繁衍昌盛发挥重要作用的历史见证。中医药典籍不仅承载着中医的学术经验，而且蕴含着中华民族优秀的思想文化，凝聚着中华民族的聪明智慧，是祖先留给我们的宝贵物质财富和精神财富。加强对中医药古籍的保护与利用，既是中医学发展的需要，也是传承中华文化的迫切要求，更是历史赋予我们的责任。

2010年，国家中医药管理局启动了中医药古籍保护与利用能力建设项目。这既是传承中医药的重要工程，也是弘扬优秀民族文化的重要举措，不仅能够全面推进中医药的有效继承和创新发展，为维护人民健康作出贡献，也能够彰显中华民族的璀璨文化，为实现中华民族伟大复兴的中国梦作出贡献。

相信这项工作一定能造福当今，嘉惠后世，福泽绵长。

国家卫生和计划生育委员会副主任

国家中医药管理局局长

中华中医药学会会长

王国强

二〇一四年十二月

马 序

新中国成立以来，党和国家高度重视中医药事业发展，重视古籍的保护、整理和研究工作。自 1958 年始，国务院先后成立了三届古籍整理出版规划小组，分别由齐燕铭、李一氓、匡亚明担任组长，主持制定了《整理和出版古籍十年规划（1962—1972）》《古籍整理出版规划（1982—1990）》《中国古籍整理出版十年规划和"八五"计划（1991—2000）》等，而第三次规划中医药古籍整理即纳入其中。1982 年 9 月，卫生部下发《1982—1990 年中医古籍整理出版规划》，1983 年 1 月，中医古籍整理出版办公室正式成立，保证了中医古籍整理出版规划的实施。2002 年 2 月，《国家古籍整理出版"十五"（2001—2005）重点规划》经新闻出版署和全国古籍整理出版规划领导小组批准，颁布实施。其后，又陆续制定了国家古籍整理出版"十一五"和"十二五"重点规划。国家财政多次立项支持中国中医科学院开展针对性中医药古籍抢救保护工作，文化部在中国中医科学院图书馆专门设立全国唯一的行业古籍保护中心，国家先后投入中医药古籍保护专项经费超过 3000 万元，影印抢救濒危珍、善、孤本中医古籍1640余种，开展了海外中医古籍目录调研和孤本回归工作。2010年，国家财政部、国家中医药管理局安排国家公共卫生专项资金，设立了"中医药古籍保护与利用能力建设项目"，这是继1982～1986年第一批、第二批重要中医药古籍整理之后的又一次大规模古籍整理工程，重点整理新中国成立后未曾出版的重要古籍，目标是形成并普及规范的通行本、传世本。

为保证项目的顺利实施，项目组特别成立了专家组，承担咨询和技术指导，以及古籍出版之前的审定工作。专家组中的许多成员虽逾古稀之年，但老骥伏枥，孜孜不倦，不仅对项目进行宏观指导和质量把关，更重要的是通过古籍整理，以老带新，言传身教，培养一批中医药古籍整理研究的后备人才，促进了中医药古籍保护和研究机构建设，全面提升了我国中医药古籍保护与利用能力。

作为项目组顾问之一，我深感中医药古籍保护、抢救与整理工作的重要性和紧迫性，也深知传承中医药古籍整理经验任重而道远。令人欣慰的是，在项目实施过程中，我看到了老中青三代的紧密衔接，看到了大家的坚持和努力，看到了年轻一代的成长。相信中医药古籍整理工作的将来会越来越好，中医药学的发展会越来越好。

欣喜之余，以是为序。

中国中医科学院研究员

马继兴

二〇一四年十二月

校注说明

《妇科备考》为清代何应豫所著。何应豫，字立先，山阴人。其生卒年代及生平事迹不详。查阅各种方志，均未记载其事迹，仅在本书中何氏有提到"久在西江""行于豫省"等，目前尚无法推断其为何处人氏。

《妇科备考》是集前贤医论之精华，并结合作者临证经验编撰而成的妇产科专著。该书文字浅显易懂，条理清楚，理论贴切，方全法备，用药精练，切合临床实际。本书共四卷，其中卷一和卷三为医论，卷二和卷四辑录大量临床方剂，以备查考，取名为《妇科备考》。

该书约于嘉庆二十五年庚辰（1820）初刊，次年清道光元年辛巳（1821）再刊。是书刊行后，流传广泛，现存两种版本。本次整理以内容完整，校勘审慎，镌刻工整，印刷清晰的清嘉庆二十五年庚辰（1820）刻本为底本，以清道光元年辛巳（1821）商城四本堂刻本为校本。

关于本次校注整理的几点说明：

1. 采用现代标点方法，对原书进行重新标点。

2. 凡明显错字（包括中药名的不规范用字），径予更改，不加注明。如"元参"改为"玄参"，"元胡索"改为"延胡索"，"兔丝子"改为"菟丝子"，"白薛皮"改为"白鲜皮"等，凡底本中因写刻致误的明显错别字，予以径改，不出校记。对其中的脱漏及衍文，均出注说明。

3. 凡原书中的异体字、古体字、俗写字统一以简化字律齐，不出校记。

4. 本书采用横排式排版，原书中表示上文的"右"字一律改为"上"字，表示下文的"左"字一律改为"下"字，不再加注说明。

5. 对个别冷僻字词加以注音和解释。

6. 原底本四卷之中仅卷四有目录，本书根据需要将卷四目录删除，另据本书内容重新添加目录。

目 录

妇科备考

二

卷 四

卷　一

胎　前　章

妊娠麻疹论

妊娠出疹，当以四物加减而加条芩、艾叶，以安胎清热为主。热毒蒸胎，胎多受伤，但胎伤而母实无恙也。盖疹与痘不同，痘宜内实，以痘当从外解，故胎落毒气乘虚而内攻，其母亡；疹宜内虚，以疹当从内解，故胎落热毒随胎而下，其母存。虽然与其胎去而母存，孰若子母两全之为愈也？且古人徒知清热以安胎，不思疹未出而即以清热为事，则疹虽出而内热愈深，是欲保胎，反足以伤胎也，宜轻扬表托，则疹出而热自清，继以滋阴清解，则疹胎相不相碍。如疹出不快，宜白虎汤列方合用升麻葛根汤列方，倍加玄参、牛蒡治之。胎气上冲，急用苎根、艾叶煎汤，磨槟榔服之，再以四物进之。热甚胎不安，服固胎饮列方数剂。如又不愈，腹痛腰酸，即知胎必有堕之机。如胎堕，即以产后论治矣。

妊娠气喘不得卧

妊妇气喘不得卧，有乍感风寒，客邪为害，宜发散，参苏饮主之。若脾虚四肢无力，肺虚不任风寒，肾虚腰酸短气，不能行步，猝然气喘不息，此脾肺素亏，母虚子弱，肾不归元，上乘于肺，生脉散、补中益气汤去升、柴主之。《嗽门》苏桔汤可加减用之。

昔有一妇，胎死于腹，病喘不得卧。诊其脉，气口盛于人迎一倍，右关弦动而疾，两尺俱短而离经，因毒药动血，以致死胎不下，奔迫上冲，非风寒作喘也，大剂芎归汤加催生药服之，夜半果下死胎而喘止。此妇乃为人妾，因正室所嫉，故用药去之，人不知也。

子淋与转胞相类

凡妇人秉瘦①弱，忧闷多，性躁急，食厚味者，因胞不能自转，为胎所压。胎若举起，胞系自疏，水道自通，用二陈升提饮。又有用补中益气汤，服后探吐，以提其气。通后即用黄芪、人参大补，恐堕胎也。如药力未至，胀痛难忍，令老妪用香油涂手，自产户托起其胎，溺出而胀除。子淋与转胞相类，小便频数，点滴而痛者，为子淋。膀胱、小肠虚热也，虚则不能制水，热则不能通利，故淋。若频数，出少，不痛者，为转胞。间有微痛，终与子淋不同耳。论中急痛，乃急欲便，而痛得便则止，间有微痛，与子淋点滴痛者不同。

二陈升提饮

治孕妇脐腹作痛，小便淋闭不通，或微痛，与淋有别，由气虚胎压尿胞。

人参一钱　白术土炒　生地各一钱五分　当归二钱　川芎八分半夏六分，制或油炒　柴胡　升麻　陈皮　炙草各四分　姜一片

水煎服。

探吐只可救急，偶用，总须通后服升提之药。

---

① 瘦：原作"受"，疑误，据文义改。

孕妇遗尿

孕妇遗尿不觉，胎满故也，白薇散主之。

白薇散

白薇　白芍

等分为末，每服三钱，食前温酒调服。

加味逍遥散、补中益气汤、六味地黄汤、鲤鱼汤俱可酌用。

转　　胞

孕妇转胞，乃脐下急痛，小便不通，凡强忍小便，或尿急疾走，或饱食忍尿，或忍尿入房，使水气上逆，气逼于胞，故屈戾不得舒张所致，非小肠、膀胱受病而利药所能利也，当理其气则愈。

子　　喑

孕妇至八九个月，忽暴喑不语者，此少阴之脉下养乎胎，不能上荣于舌。十月生子之后，自能言，非病也，勿信庸医妄药。

屡受屡堕

妇人受胎不坚，屡受屡堕，见红即服此药。取旧年新毛青布一丈，煅灰存性为末，黄酒送下。

立按：如服后仍见红，再服一尺，无不止。如妇人屡堕胎者，不俟其见红，当常服之，此病永除。陈年青布衣服亦可。

八　月　章

孕妇至八九个月，形盛胎肥腹大，坐卧不安者，防其难产，宜预服瘦胎丸。

商州枳壳麸炒，四两　白术　当归　甘草各一两

蜜丸，辰砂为衣，食前白汤下五十丸，多服瘦胎滑胎，自然易产。

如胎气本怯，不可服上瘦胎丸，欲防产难，达生散主之。

大腹皮三钱　人参　紫苏茎叶　陈皮　甘草　砂仁各五分
白术　白芍　当归各一钱　枳壳七分　青葱五根

水煎，食前服。至十余剂，甚得力。

无忧散

预服保孕，临产保生。若素有难产之患，六七个月当服二三帖，临产再服，易生神效。

全当归酒浸，炒　菟丝子酒浸，晒干　川芎各一钱五分　厚朴姜汁炒　蕲艾醋炒，各七分　生黄芪　荆芥穗各八分　羌活　炙甘草　枳壳麸炒，各六分　白芍酒炒，一钱　川贝母去心，研末，一钱，分两煎，各半调服

生姜一片为引，水二大盏，去渣再煎六分，澄清，入贝母末，温服，临产随时服。选料称准分量，不可增减。

临产须知

凡孕妇未产数日前，胎必堕下，小便频数，此欲产也。慎重之家，于合用药物、惯熟稳婆，宜预图之。

产妇合用催生汤丸，止晕药物，皆须预备。如干漆渣、破漆器，产时烧之，使产母得闻其气，无血晕之疾。又取生韭菜一握，安放有嘴小瓦瓶中，以热醋浇浸，塞其大口，以嘴向产母鼻嗅之，亦止血晕。又取无病童男小便五六碗，净器收贮，临产时温一二杯饮之，自无血晕。

产母房中，只令熟练稳婆一二人，紧闭门户，勿使杂人往来，更禁人无相询问，大惊小怪，直待胞浆已动，儿身已转，逼近子门，可以用力。当此之时，产母护痛，其身倾侧，护生者不可抱束其腰，恐致损儿，但扶其肩膊，勿令卧倒。

临产时，如白蜜、沸汤、薄粥、美膳常要齐具。渴则以白蜜半杯，温汤化开饮之，可以润燥滑胎，令其易产。饥即以薄粥、美膳食之，令其中气不乏，自然易生。

如夏月盛暑，必用冷水遍洒房内，解其郁蒸之气，四面窗牖大开，以薄纸帐遮之，使产母温凉得宜，庶新血不妄行，以致血晕。

如冬月严寒，必房内四处燃火，常使暖气如春，更要闭其户牖，塞其穴隙，使邪气莫入，庶免冻产及中风寒之疾。

临产之时，凡合用水火、柴炭、锅罐、刀剪、麻绳、线布，无一不备可也。

产毕未可上床，须两人扶坐，令人从心下轻轻揉按至脐腹十五六次，此后虽睡，时时按之，血络不滞。

论 难 产

一、妊娠以血为主，以气为辅，气行则血行，气滞则血滞也。富贵之家，保爱孕妇，惟恐运动，任其坐卧，以致气滞而不舒畅，血滞而不流通，胎不转动，临产固难，甚至闷绝。且以贫家之妇，勤动劳苦，生育甚易，其明征矣。难产之症，宜服前达生散，去人参、白芍，加香附、乌药各一钱。

二、孕妇至六七个月，胎形已全，不知禁忌，恣情交合，以致败精瘀血聚于胞中，子大母小，临产必难，何以验之？儿子生下，头上有白膜一片，滞腻如胶，俗呼戴白生者是也，此宜预服瘦胎丸。

三、孕妇之家，间或命卜，妄谈祸福，或杂鬼神，仓皇忧戚，使孕妇常怀忧恐，丧神丧气。或临产之时，大小慌乱，间杂往来，交头接耳，孕妇恐怖，以致产难。试观不正之女偷生之儿，既无产厄，子母俱全，可以理推，必杜绝诸弊。但令一二惯熟稳婆，在房扶持，更以好言宽慰，勿令惊疑，自然易生。

四、孕妇临产，自觉儿身转动，胞浆流出，腰腹痛甚，目中如火，手足俱冷，此正产也。若儿身未转，胞浆未破，腹中阵痛，或作或止，此名弄产，稳婆粗率，便令努力，母力既乏，及至产时，无力转运，以致产难。若此者，催生汤丸视其形症用之。

五、孕妇临产，胞浆既破，儿身既转，著力一送，儿即下矣。稳婆粗率，但见浆破，即令使力，儿身未转，或转未顺，被母努责，逼其快下。有逆产者，有横生者，有侧产者，极为凶危。此非药力能及，惟稳婆之良，或可委曲保全。总之，稳婆最忌粗率也。

六、少妇初产，身体纤妙，子户紧窄。当产之时，胞浆已破，儿欲奔出，却被其母不耐痛苦，辗转倾侧，两足不开，儿不得出。又有中年之妇，生育既多，气弱血少。当产之时，胞破浆下，子宫干涩，生理不下，淹延数日。若此者，人力莫及，子母得全亦天幸矣。

七、产育之时，气以行之，血以濡之，然后子宫滑溜，生理顺易。盖子犹鱼也，胞浆犹水也，水行鱼行，水去鱼止。若产妇胞浆未破之先，不当用力而用力太过，及胞浆既破之后，应用力而力已困乏，加以忧恐之甚，起卧之劳，气闭血阻，浆干水枯，所以产难。以催生汤丸救之。

古人治产后，非急症不用人参，且多以芎、归合用，予谓：临产之时，预备好参四五钱，如中年产妇，产育过多，或平素瘦弱，或生产艰难，经日不下，或错过生阵，或乱用气力，以致气力倦，及至正产之时，反无力送，可用人参二钱煎服，自然易产。至于寻常生育，恐临产艰难，预用人参二三钱煎就，重汤温着，俟浆胞破时，令产母饮两三口，以助气力，少停再饮二三口，频与慢服，不过助其气力，以催生耳。生下即已，不必多参尽饮，以招尤也。或用上好人参一枝含口内，生津助气，亦妙。至于横逆等生，须用手法施治，再服参汤以助之。盖人参能补气升提，使产母不至倦乏，亦能令儿升举，转身为顺。若生产之痛阵未来，儿先必转胎腹痛。世人不明此理，以为将生之时，即煎参汤与饮，助其气力，未免失之太早。如生阵已来，腰酸腹痛，谷道迸迫，目中流火，适值儿正出户，方饮参汤，且一饮而尽，岂不失之过迟？而太急及产下之后，正欲逐瘀之时，其参力方锐，瘀血受补，凝滞不行，热必上行，或奔心等患。若壮实妇人，并非因虚难产，辄以参汤投之，反致提固胎气，上逼心胸，胀闷不下，做成难产矣。故用参当及其时用之，须得其法，否则有失误之处。慎之！

临产交骨不开，乳香不拘多少，或遇三月三、五月五、七月七研细，用猪心血为丸，梧子大，朱砂为衣，晒干收藏。值难产者，以凉酒化下一丸，不产再服。

催生四法

凡初产一二日间，艰难者，只以加减五苓散主之。

猪苓　泽泻　白术　茯苓　桂心　车前子　木通　枳壳　槟榔　甘草各一钱　滑石末二钱　灯心四十九寸

长流水顺取，煎服，连进。以子生为度。

如过二三日，人事强实，饮食能进者，此胞浆干涩也，加味四物汤主之。

归尾　川芎　赤芍　生地　桂心　延胡索　香附　槟榔各一钱

顺取长流水煎，调下益元散三钱，以子生为度。

如过二三日，人事困顿，饮食减少者，此中气不足，不能运动其胎也，加味四君子汤主之。

人参　白术　茯苓　甘草　归尾　川芎　枳壳　香附　桂心各一钱

顺取长流水煎，磨槟榔、木香浓汁各五七匙，入内服。

如三四五日不产，或胎死腹中，但观产母唇舌俱红者，子母无事。唇青舌红者，母死子活。唇红舌青者，母活子死。唇舌俱青，母子莫保。夺命丹主之。

蛇蜕全者一条，新瓦上煅存性　金银箔各七片　母丁香大者五钱，另研　男子乱发烧灰　蚕蜕纸烧灰，各一钱　黑铅二钱五分　水银一分，先将铅熔化，入水银急炒，结成砂子，倾出，另研极细　千里马鼻即路上遗弃草鞋鼻，七个，烧灰

各研极细，和匀，用豮①猪心血为丸，如梧子大。于静室中修合，勿令妇人、鸡犬见。每服二丸，长流水送下，如昏闷者，研灌可救。

催生如神散

亦名黑神散，治横生、逆产，并治月水不止、崩漏症。

百草霜、白芷各等分

---

① 豮（fén坟）：阉过的猪。

不见火，为末，每服二钱，以童便、醋和如膏，加沸汤，连进三服，能固血又免血涸。

一方加滑石，每服三钱。

催生如圣散

治胞水干涩，儿在腹中不动，或浆血来，闭塞道路，难产之症。

黄葵花二钱

焙干为末，热汤调下。

或有漏血，胎脏干涩，难产病剧者，并进三服，良久腹中气宽胎滑，即时顺下。如无花，以黄蜀葵子为末二钱，酒服亦可。

若死胎不下，红花煎酒调服。

经验方：用子四十九粒，或三十粒，歌曰：

黄色内子三十粒，细研酒调能备急。

命若悬丝在须臾，郎命眷属不悲泣。

伏龙肝

治横逆难产者。

用封灶心之土，须烧百草或柴火多年，色红者更美，速研细末，温酒调下一钱，儿头即带土出矣。北方烧煤之土，万不可用。

救 难 产

总论

论难产前已备矣，多因产母仓皇坐草太早，或胞浆虽破儿身未转，或转未顺被母用力努责，以致足先见者，谓之逆产；

手先见者，谓之横生；或露其肩与耳与额者，谓之侧产；或被脐带缠绊不得下者，谓之碍产。仓促间二命所系，不可无法而隘为仁之术也。

救逆产

令产母正身仰卧，务要安心定神，不可惊怖，求惯熟稳婆剪去手甲，香油润手，将儿足轻轻送入，又再推入，儿身必转。待身转头正，然后服前催生药，渴则饮以蜜水，饥则食以薄粥，然后扶掖起身，用力一送，儿即生矣。此在稳婆之良，若粗蠢人，不可用也。切不可使针刺足心及盐涂之法，儿痛上奔，为害非浅。

儿之手足，切不可任其久出，更不可令其多出，若多出时久，则手足青硬，难以送入，万勿用刀割针刺，恐儿惊缩，有伤触母心之虞，不若盐涂为便。

臀先露者为坐臀生，令母仰卧，如前法。或于当高处牢系手巾一条，令母以手攀之，轻轻屈足舒伸，以开生路，儿即顺生。

胀后产，乃儿头后骨偏柱产母谷道不得下者，令稳婆以棉衣炙暖裹手，急于谷道外旁，轻轻推头令正，然用力即生矣。

浪脐产，胞衣脐肠先出者。凡儿出胞时，头必转向产门。若无力转运，脚踏胞衣，脐肠先出，急令稳婆理清推入，稍俟气平，乘势就其脚下，不可推转久延。久则脐肠复下，便难收拾矣。

救横产

法如救逆产，仍将儿手轻轻送入，再推上，摸定儿肩，渐渐扶正，令头顺产门，后进催生之药，饮食之物。一切如上扶正，儿即下矣。忌用针刺。

救侧产

亦令母仰卧，法如上，稳婆用灯审视，或肩或额，偏左偏右，务得其真，以手法轻轻扶拨令正，仍服药食如前法，起身用力，儿即下矣。

救碍产

令母仰卧，稳婆用灯审视，看脐带绊着儿之何处，仔细以手法轻轻取脱，服药食如前法，扶起用力一送即下矣。

子死腹中

见当欲下之时，被母护痛，两足不开，夹其头而死者；或因产母挣踹①忍耐，当直之人不善扶掖，紧抱其腰，以致伤胎而死者；或因产难，胞浆已干，生路渐塞，子不得出，气闭而死者；或因生路不顺，若逆侧等症，稳婆蠢厉，用手奔撞，反伤其子而死者；或被脐带缠颈，气绝而死者。其候但观其母，口青，手指青，脐下冷，口中有臭气者，子死的矣。急用加味五苓散、夺命丹，取去死胎，以保其母。稳婆善取者尤妙。如母唇面俱青，则难救矣。

用乌雄鸡一只，去毛细切，水煎二三升，候汤略温，用衣帛蘸摩腹中，其胎自出。

又方：牛粪炒极热，入醋半盏，以青布包裹，于母脐上熨之，立下。

盘 肠 生

有当产时，母肠先出，盘露于外，子随后生，生后而肠不

---

① 挣踹（zhèngchuài 正踹）：拼命挣扎。亦作"挣揣"。

即收者，盖由平日气虚不能敛束，血热易于流动，下元不固，关键不牢，致此苦恶。救治之法：于子下衣来之后，却令产母仰卧，稳婆先将母肠温水洗净惹带之物，然后托起轻轻送入，推而上之，却令产母两足夹紧谷道，其肠自收上也。或取蓖麻子四十九粒，去壳捣烂，敷在顶心，待肠收尽而急去之，次也。或用冷水和醋，令人喷面，一喷一收，以渐收之，又其次也。欲免其苦者，宜于此后无孕时多服地黄丸加五味子一两、肉桂一两，以固下元之关键。及有子时，多服胡连丸，加人参一两以补气，又服三补丸以凉血。如滑胎、瘦胎之药，不可轻服。于八个月时再服八物汤加诃子、瞿麦、粟壳，服十余剂，庶可免矣。

予意须预服补中汤、升提之药于前，庶临盆可免。

喷贴之法，肠虽可收，予恐误事，不若皂角末吹鼻，嚏作自上。

治子肠不收

枳壳　诃子　五味子　五倍子　白矾

煎汤熏洗，自渐而收。再不收，灸顶心百会穴数壮，即上。

子肠被风吹干不收者，用磨刀水少许，火上温过，以润其肠，后用好磁石煎汤一盏服之。

胎衣不下

或因产母力乏，气不转运，或因血少干涩，或因子宫空虚，吸贴而不下者，急服加味五苓散，甚快。若仓卒无药，用草纸烧烟熏鼻即下，再寻路上破草鞋一只，近阴处软系脐带数道而下。务宜仔细，紧束系定，然后断其脐带，洗儿收养。产母任其坐卧行立，胎衣自下。有过旬日而烂下者，屡试有验。若不断带，使子灌入衣中，衣转浮胀而不得出矣。血反潮入胞中，攻心则伤。天寒时尤不便于子也。惟惯熟稳婆善取胎衣者，甚不劳耳。

立按："仔细紧束""系定然后断其脐带"二语，切记！切记！若带缩入，即难治矣。

盖护产母下部，冬月用火于被下，腹中用热衣温之要紧，多服生化汤、益母丸。

产子迷闷不啼

子欲下时，母或护痛，伛偻倾侧，两足不开，扭夹儿头，气不得伸，故生下闷绝不啼，谓之瘄生。救法：待胎衣来，切勿断脐，急取小锅烧水，以胎衣置汤中，频频用水洗脐带，仍作大油纸捻，点灯于脐上，往来燎之。亦有用蕲艾为捻，香油浸润，熏脐带至焦，使热气内攻，又用灯心囟门点爆数下，须臾，气暖入腹，儿气即回，而啼声发出矣。若仓猝断其脐带，不可救也。

凡儿生下却死者，急看儿口中前上腭。上有泡，以手指摘破，用帛拭血令净，若血入喉即死。其泡中白米如针嘴尖亦须括去。

分娩避忌

孕妇分娩必须避忌，豫每见冲犯则多年不孕，今录体元子借地法：孕妇临月，择天月二德吉日，令善书者先期斋戒三日。至日，汲新水，研朱于黄纸上，焚香书曰："东借十步，西借十步，南借十步，北借十步，上借十步，下借十步，壁方之中，四十余步，安产借地。或有污秽，或有东海神王，或有西海神王，或有南海神王，或有北海神王，或有日游将军、白虎夫人，远去十丈。轩辕招摇，举高十丈；天符地轴，入地十丈。合地空闲，产妇某氏，安居无所妨碍，无所畏忌，诸神拥护，百邪速去，急急如律令。"书毕贴产妇墙壁上，则不须避忌矣。

产 后 章

总 论

产后专以补虚为主，虽有他疾，以末治之，今设为问答以尽病原，以著治法。临产之工，庶有所凭，司命之寄，亦可无负。

产后血晕

问：血晕者何？曰：新产妇昏眩卒倒，不省人事，口噤气冷，谓之血晕。此恶候也，莫救者多。盖由坐草之时，不知用前防血晕等方。所以致此，其症有二，当分治之。

如血来太多，卒然昏仆者，此血气两虚也，急用韭醋嗅法，以待醒，清魂散主之。

泽兰叶　人参各一钱　荆芥穗　川芎　归身各二钱　炙甘草八分

酒、水各一盏，入童便一钟服。

如血去少，恶露未尽，腹中有痛而错眩者，同上法，令醒黑神散主之。

黑豆一合，炒　熟地　当归　桂心去皮　炮姜　炙甘草　白芍酒炒　生蒲黄各二钱

酒、水各一盏，煎一盏，入童便一钟服。

急以极软旧衣紧闭产户，以知事妇女用膝抵住，勿令下面气泄，俟稍转，方用热水接气，急服从权急救生化汤。

川芎三钱　当归六钱或八钱　干姜四分，炒黑　桃仁十粒，去皮、尖　炙草五分　荆芥穗四分，炒黑，汗多者忌用　枣三枚

煎服。

劳倦甚及血崩，或汗多形气脱而晕，加人参三钱、肉桂四分，急服二三帖；痰火乘虚泛而上晕，加橘红四分，肥人加竹沥、姜汁。

产后子宫脱出

问：子宫脱出者，何？曰：其人素虚，产时用力努责太过，以致脱出不能自收也，补中益气汤主之，外用洗法。荆芥穗、藿香叶、臭椿树根白皮各等分，锉碎煎水，频洗子宫即入。

产后乍见鬼神

问：产后乍见鬼神者何？曰：心主血，血去太多，心神恍惚，睡卧不安，言语失度，如见鬼神，俗医不知，呼为邪祟，误人多矣。茯神散主之。

茯神　柏子仁　远志　人参　当归酒浸　生地酒洗　炙甘草各一钱　桂心五分　獖猪心一个

水煎，调辰砂一钱，食后服。

有如心下胀闷，烦躁昏乱，狂言妄语，如见鬼神者，此败血停积，上干于心，心不受触，便成此症，芎归泻心汤主之。

归梢酒洗　川芎　延胡索　蒲黄　牡丹皮各一钱　桂心七分

水煎，调五灵脂末一钱，另研，食后服。

产后心痛

即胃脘痛。心为君主之官，血不足有怔忡、惊悸之患，岂可痛乎？

心痛者何？曰：心者，血之主。其人宿寒内伏，因产后虚寒搏于血，血凝不行，上冲心之络脉，故心痛也。但以大岩蜜汤治之，寒去则血脉行而经络通，心痛自止。若误以为败血而攻之则虚极，寒益盛，渐传心之正经，变为真心痛而莫救矣。

生地酒洗　归身酒洗　独活　吴茱萸炒　白芍酒炒　干姜炮　炙甘草　桂心　小草各一钱　细辛五分

水煎热服。

产后腹胀闷满呕吐恶心 详论《圆机》产后气逆、呕吐不食，宜参看

问：腹胀满闷、呕吐恶心者何？曰：败血散于脾胃，脾受则不能运化津液而成腹胀，胃受则不能受水谷而生呕逆。若以寻常治胀、治呕之剂则药不对症，反增其病，宜用抵圣汤主之。

赤芍　半夏汤炮　泽兰叶　陈皮去白　人参各二钱　炙甘草一钱　生姜焙，五分

水煎服。

亦有伤食而腹胀呕逆者，以脉辨之。因于血则脉弦涩，不恶食而呕多血腥；因于食则脉弦滑，恶食而呕多食臭，加味平胃散主之。

苍术米泔浸，焙　厚朴姜汁炒　陈皮　香附醋炒　人参各二钱　神曲炒，一钱　炙甘草　生姜焙，各五分

水煎热服。

或用睍①睆丸亦佳。

睍睆丸

良姜炒　姜黄炒　毕澄茄　陈皮去白　莪术煨　荆三棱煨
人参各等分

共为细末，萝卜慢火煮熟，研，和药，将余汁打面糊为丸，萝卜汤下。

加味六君子汤

治产后伤食、呕吐、胀满。

人参　枳实麸炒　山楂以上各五分　白术　半夏汤泡，各七分
陈皮一钱　炙甘草三分　白茯苓二分　姜黄二分　姜三片

水煎，食远服。

产妇朝吐痰，夜发热，昼夜无眠，用清痰降火。肌体日瘦，饮食日少，前证愈甚。盖早间吐痰，脾气虚也；夜间发热，肝气虚也；昼夜无眠，脾血耗也。用六君子汤、加味逍遥散、加味归脾汤以次调理而安。

卷 一

一七

产后口干痞闷

问：口干痞闷者何？曰：由血气太虚，中气未足，食面太早，脾胃不能消化，面毒结聚于胃，上熯②胸中，是以有此症也。慎勿下之，宜用前睍睆丸。

若其人脏气本虚，宿挟积冷，胸腹胀痛，呕吐恶心，饮食减少，亦因新产血气暴虚，风冷乘之，以致寒邪内胜，宿疾益加，吴茱萸汤主之。

---

① 睍（xiàn 现）：因为害怕不敢正视。
② 熯（hàn 汉）：烧，烘烤。

吴茱萸炒，一钱五分　桔梗　干姜炒　炙甘草　半夏汤泡　细辛　当归酒洗　白茯　桂心　陈皮

生姜引，水煎热服。

若因胎衣未下，恶露不来，肚腹胀大，弸①急如鼓，呕吐黄水，多带腥臭，加喘者危。

口干渴兼小便短少

产后亡血，或兼汗多，又加气虚不能为胃行其津液，则化生之气不运，渗泄之令不行，所以上无津液流通，而有咽燥干渴之证。下气不升，而小便不通，虽通而亦短少。勿作淋秘，轻用渗利，使气益虚，病益甚。治法必当助脾益肺，升举气血，则气化流行。阴升阳降，斯水入经而为血为津，谷入胃而长气行肺，自然津液充而便利矣。初产生化汤多服数剂，如汗多亡津液，须加人参于内，使血生而津足。若无痛块，六君子列方倍参、芪，或服生津止渴益水饮列方；渴甚，兼服麦饮列方；如产后口渴少力，宜生津益液汤，有用四君子汤加车前一钱、桂心五分。若认咽干口燥为火而用芩、连、栀、柏，认小便秘为水滞而用五苓，则变生他症矣。予谓小便不通，用加味肾气丸列方；兼口渴，生津止渴益水饮；甚，生脉饮。其炒盐加麝，或有用葱白作束，置盐、麝、艾、灸之类。惟气闭宜之，产后气虚忌用。

产后咳嗽

问：咳嗽者何？曰：产后多因恶露上攻，流入脾经，乃成

---

① 弸（péng 朋）：强劲的弓。

咳嗽。其症胸膈胀闷，宜服二母汤。

　　知母　贝母　白茯　人参各一钱　杏仁　桃仁俱去皮、尖

水煎，食后温服。

　　立按：二母性凉，不可治恶露上攻，人参补气，岂可治恶露流入肺经之咳？方中虽有桃仁、杏仁以泻肺导痰，予终不敢妄用。

　　又曰：肺主气，气为卫，所以充皮毛密腠理也。产后气虚、卫虚，皮毛不充，腠理不密，风寒袭之，先入于肺，亦成咳嗽。其症发热，恶寒，鼻塞，声重，或多喷嚏，鼻流清涕，旋覆汤主之。

　　旋覆花　赤芍　前胡　半夏　荆芥穗　甘草　白茯　五味子　麻黄去根节　杏仁以上各等分　姜五片　枣三枚

水煎，食后温服。

　　如有汗，去麻黄加桂枝。

　　如咳久不止，涕唾稠粘，加味甘桔汤主之。

　　桔梗　款冬　贝母　前胡　枳壳　白茯　五味子　麦冬以上各等分　淡竹叶十五片

煎服同前。

　　如产后吃盐太早者，难治。须待再产月内切记，迟用少用，方可望愈。

　　产后七日内，外感风寒咳嗽，鼻塞声重，恶寒，或于生化汤中加杏仁、桔梗。有痰，加天花粉。忌用麻黄动汗。即嗽而胁痛，亦不用柴胡伐肝，因其内虚耳。《尊生》用贝芎归清肺汤列方治产后咳嗽，甚效。

　　产后咳嗽，悉属胃气不足。胃为五脏之本，胃气一虚，五脏失所，外邪易感。阴火上炎者，宜壮土以生金，用异功散去白术加山药、细辛、桂枝之方，或滋水以制火，地黄丸加麦冬、

五味。阴虚感客邪,六味丸去萸加桂枝、细辛。

干咳嗽内热,桔梗汤加葳蕤、麦冬、丹皮,蜜煎姜、橘之类。

干咳嗽一证,有小儿食乳易治,无则成痨。

产后喉中气急喘促

问:气急喘促者何?曰:荣者血也,卫者气也。内外原水流通,荣卫相随,产后血下过多,荣血暴竭,卫气无主,独聚肺中,故令喘也。此名孤阳绝阴,最为难治,急取鞋底炙热,于小腹上下熨之,次取夺命丹主之。

附子炮,去皮、脐,五钱　牡丹皮去木　干漆炒烟尽,以上各一两

共研细末,用酽醋一升,大黄末一两,同煎成膏,和末,丸梧子大,每温酒下五十丸。

因风寒外感,邪气入肺而喘急者,必气粗胸胀,或多咳嗽,与气短似喘,上下不接者不同。治当疏散中并补,宜金水六君煎,或六君子汤。

寒邪入肺,气实气壅,而本无虚者,六安煎或二陈汤加苏叶。

又问:产后瘀血入于肺,面必赤黑,发喘欲死者,参苏饮主之。

人参末一两　苏木一两

水二盏,煎一盏,去木,服人参末。随时加减,效难尽述。

气虚血痰泛上者,六君子调失笑散。

产后腰痛

问:腰痛者何?曰:女人之肾,胞脉所系,产后下血过多

则胞脉虚，胞脉虚则肾气虚。肾主腰，故令腰痛，补肾地黄主之。其症隐隐作痛。

　　熟地　归身酒洗　杜仲盐水炒焦　独活　桂心　续断

　　以上各一钱，姜三片，枣二枚，水煎，空心服。

　　又曰：败血流入肾经，带脉阻塞，有腰痛者。其症胀痛如刺，时作时止，手不可近，加味复元通气散主之。

　　归身酒浸　川芎　小茴炒　补骨脂炒，槌　延胡索　牛膝　桂心　丹皮各一钱

　　水煎，再用木香五分磨汁和之，兼调乳香、没药末各五分服。

　　有因产时起伏阘闿，挫闪肾气及带脉者，亦或腰痛，并用前方。

产后遍身疼痛

　　问：遍身疼痛者何？曰：产时骨节开张，血脉流散，遇气衰弱，则经络肉分之间，血多凝滞，骨节不利，筋脉不舒，故腰背不能转侧，手足不能屈伸而痛也，勿作风寒用汗剂，宜趁痛散主之。

　　全归酒浸　桂心　白术　牛膝酒浸　黄芪　独活　生姜各一钱　炙甘草　薤白各五分

　　水煎热服。

　　又有因新产气虚，久坐多语，运动用力，遂致头目昏眩，四肢疼痛，寒热如疟，自汗，名曰蓐劳，勿作伤寒，误投汗剂。白茯苓散主之。

　　白茯　归身　川芎　桂心　白芍酒灼　黄芪炙　人参　熟地各一钱　豮猪腰子一对，去脂膜切片

煎汤一盏，去肾，姜三片，枣二枚，同药煎服。

予按：蓐劳之症，或因临产时生理不顺，忧恐思虑，内伤其神，展转阃阈，外劳其形，内外俱伤，形神皆瘁，或因新产后血气未复，饮食未充，起居无度，言语不止，调摄失宜，情欲失禁，外感风寒，内伤饮食，渐成羸瘦，百病交作。苟非良工妙剂，鲜有不成痨瘵而毙者。宜常服十全大补汤，又早用地黄丸加归身、牛膝、肉苁蓉（去甲，俱用酒洗）、五味子、柏子仁各二两。日服人参白术散，作丸服之。常煮腰子粥以助之，大效在。腰子粥煮法：取獭猪腰子一对，去脂膜，薄切如柳叶大，用盐、酒拌合一时，水三盏，粳米三合，瓦罐煮粥，入葱花、椒末，调和得宜，食之。

虚证杂见成蓐劳者，鳖甲汤列方；无痰觉虚，当归羊肉汤列方；产后骨蒸，先服清骨散，后服保正汤俱列方。

寒热如疟，百节烦痛，头疼自汗，肢体倦怠，咳嗽痰逆，腹中绞痛，当扶正为主，六君子加当归。脾虚气弱，咳嗽口干，异功散加麦冬、五味子。

气虚头晕，补中益气倍用归、芪；肝经血虚，肢体作痛，四物加参、苓、术、桂；肝肾虚弱，自汗盗汗，往来寒热，六味丸加五味子；脾虚血弱，腹痛，月经不调，归脾汤倍木香；血虚有热，增损柴胡汤列方；骨蒸劳热，咳嗽有红者，异功散去白术加山药、丹皮、五味、阿胶、童便；热而无痰干咳者，逍遥散，用蜜煎姜，并蜜蒸白术。

产后虚损，不时寒热或经一二载元神不复，月事不转，先与千金当归芍药汤列方，后与乌骨鸡丸见上《调经门》。

产后腹痛

立按：败血入腹与伤风冷饮食之辨，在手不可近与按之即止。

问：腹痛者何？曰：女人之血，未有胎时则为经水，经水不来则病。产时则为恶露，恶露不来则病，故产妇中气多虚，不能行血，血斯凝滞，或闭而不来，或来而不尽，败血入腹则为腹痛，乍作乍止，其痛如刺，手不可近，黑神散主之见产后血晕，败血随其所止之处，无不成病。

或产后血虚，外受风冷之气，内伤寒凉之物，以致腹痛者，得人按摩略止，或热物熨之略止者是也，当归建中汤主之。

归身酒洗　白芍酒炒　桂心　炙甘草各二钱　姜五片　枣三枚

水煎，入饴糖三匙，搅匀热服。

或小腹痛者，脐下胞胎所系之处，血之所聚也，产后血去不尽，即成痛症。其症无时刺痛，痛则有形，须臾痛止。又不见形，黑神散主之。

又有因产时寒风客于子门，入于小腹，或坐卧不谨，使风冷之气乘虚而入，此寒疝也，但不作胀，且无形影为异，金铃子散主之。

川楝子去核　小茴炒　补骨脂　桂心各一钱

姜引水煎，加木香一钱，水磨汁，和匀，食前热服。

产后腹痛先问血块。如有，只服生化汤，甚则调失笑散列方。若风冷乘虚入腹，或内伤寒凉之物作痛，人按摩略止，或热物熨之略止，宜加味生化汤。产后恶露，或因外感六淫，内伤七气，致令斩然而止，瘀血壅塞，所下不尽，故令腹痛，当审因治之。如产后数朝内，饮食如常，忽作腹痛，六脉沉伏，四肢厥冷，此恶血不尽，伤食裹血而脉不起也，不可误认气血两虚而用大补，须兼消导引血之药。但产后恶露不尽，留滞作痛，亦常有之，然与虚痛不同，必其由渐而盛，或大小便不行，或小便硬实，作胀痛极，不可近手。或自下上冲心腹，或痛极牙关紧急，有此实症，当速去之。近上者，宜失笑散，近下者，宜通瘀煎列方。未效用决滞煎列方为善。又有腹痛定于一边及小腹者，此是侧卧败血留滞所致，亦用决津煎为当。产后腹中疞痛，盖缓缓痛也。客寒相阻，当归生姜羊肉汤列方主之。妇人产当寒月，寒气入产门，脐下腹痛，手不可犯，此寒疝也，亦宜当归生姜羊肉汤。密斋云：产时寒气客于子门，入于小腹，或坐卧不谨，使风冷之气乘虚而入，此寒疝但不作胀，且无形影为异，治以金铃子散前方。予考《金匮》、密斋之论寒疝不同。《金匮》云：脐下腹痛，手不可犯，盖有寒凝瘀滞也。密斋云：但不作胀，且无形影，是无瘀滞也。又有产后脾虚、肾虚而为腹痛者，此不由产而由脏气不足。若脾气虚寒为呕吐为食少，而兼腹痛者，宜六子煎及六君子汤列方主之。若肾气虚寒，为泻为痢而兼腹痛者，宜胃关煎列方，或理阴煎列方主之。冯氏用六君子汤送四神丸列方。若胸膈饱闷，或恶食吞酸，腹痛手不可按，此饮食所伤，以伤食门参治。若食消而仍痛，按之不痛，更兼头痛，烦热作渴，恶寒欲呕等证，此是中气被伤，宜温补脾胃为主。若发热腹痛，按之痛甚，不恶食吞酸，此乃瘀血停滞，失笑散消之。若只发热，头痛、腹痛按之却不痛，此是血虚。初产生化汤，之日久四物加炮姜、参、术。产后恶露既去，而腹仍痛，四神散，芎、芍各一钱，归二钱，炮姜五分，盖白芍炒透而与炮姜合用，故血虚瘀痛可用也。不应，八珍汤列方治之。

儿枕痛、小腹痛

血块作痛，俗名儿枕，生化加延胡索，然有产妇小腹作痛，服行气破血药不效，其脉洪数，此瘀血内溃为脓也，是因营卫不调，瘀血停滞，宜急治之。缓则腐化为脓，最难治疗。若流注关节，则患骨疽，失治，多为败证。脉数而洪，已有脓，下之愈。若腹胀大，转侧作水声，或脓从脐出，或从大便出，用蜡矾丸列方、太乙膏列方下脓而愈。

问：儿枕痛者何？曰：腹中有块，上下时动，痛不可忍，此由产前聚血，产后气虚，恶露未尽，新血与故血相搏而痛，俗谓之儿枕痛，即血瘕之类也，当归延胡索汤主之。

归身尾酒洗　延胡索各一钱五分　五灵脂　蒲黄各一钱　赤芍桂心各七分　红花五分

酒水各一盏，煎一盏，入童便一杯同服。

又：羊肉汤。

通治上腹痛，小腹痛，儿枕痛之神方也。专治虚羸。

精羊肉四两　当归酒浸　川芎各五分　生姜一两

水十盏，煎三盏，分四服。

产①后头痛

宜服生化加减。

感冒，参苏芎归汤：参、苏、芎、干葛。

问：头痛者何？曰：人身之中，气为阳，血为阴，阴阳和畅，斯无病，盖产后去血过多，阴气已亏，阳气失守，头者诸阳之会，上凑于头，故为头痛，但补其阴血，则阳气得从，而头痛自止，芎归汤主之。

川芎　当归各五钱　葱白连须，五根　生姜五片，焙干

水煎，食后服。

又有败血停留，子宫，厥阴之位，其脉上贯顶巅，作顶巅

---

① 产：诸本皆作"痛"，据文义改。

痛者，黑神散主之。

产后发热

问：发热者何？曰：产后血虚则阴虚，阴虚生内热，其症心胸烦满，吸吸短气，头痛闷乱，晡时转甚，与大病后虚烦相似，人参当归散主之。

人参　归身酒洗　熟地　桂心　白芍酒炒，各一钱五分　麦冬一钱

水二盏，先以粳米一合，淡竹叶十片，煎至一盏，去米叶入药，并枣三枚，煎七分，温服。

热甚，加炒干姜一钱。

产后大热，必用干姜，何也？曰：此非有余之热，乃阴虚生内热也，故以补阴药大剂服之，干姜能入肺，和肺气入肝，引血药生血，但不可独用，必以入补阴药，此造化自然之妙也。

又有发热恶寒，头痛似太阳证，或寒热头痛，胁痛似少阳证，皆由气血两虚，阴阳不和，状类伤寒，治者慎勿轻产而以麻黄汤治太阳，以柴胡汤治少阳，宜辛散生化汤以散之见列方。

产后发热，当分块痛有无。七日内倘有块痛，及初产时发热，自宜生化汤为妙，其参、芪、柴、术、地、芍，尚须缓用；若无块痛，四君子汤加芎、归、炮姜、黄芪，亦甘温除大热意也。大热面赤，大渴脉洪大而虚者，黄芪、当归等分煎服。冯氏用四物汤为君，去川芎、生地换熟地，加软苗柴胡、人参、炮姜，治热最效。

产后乍寒乍热似疟

问：寒热似疟者何？曰：败血未尽，阴阳不和，皆能发寒

热也，何以别之？曰：败血为病，则小腹刺痛，此为异耳。故败血未尽者，以去滞药为主；阴阳不和者，以补虚为主。若作疟治，误矣。

败血不尽，乍寒乍热者，盖因败血留滞，经脉皆闭，荣卫不通。闭于荣则血甚而寒，闭于卫则阳甚而热，荣卫俱闭则寒热交作，荣卫气行即解矣，惟黑神散、卷荷散为去滞血之要药也。

初出卷荷焙干　红花　归尾　蒲黄　牡丹皮　生地各一钱
姜三片　童便一碗

水煎热服。

阴阳不和，乍寒乍热者，因产后气血亏损，阴阳俱虚，阴虚则阳胜而热，阳虚则阴胜而寒，阴阳俱虚则乍寒乍热，增损四物汤主之。

归身酒浸　白芍酒炒　川芎　干姜炒焦黑　人参各一钱　炙甘
草五分　姜三片　枣三枚

水煎服。

寒多热少者，加桂一钱；热多寒少者，加柴胡一钱，干姜减半；烦渴者，加知母、麦冬各一钱；食少者，加陈皮、白术各一钱；虚倦甚者，加蜜炙黄芪一钱。

附：辨似疟真疟

似疟寒不凛凛，热不蒸蒸，发作无时，亦不甚苦，此正气虚而无邪者也。真疟寒则汤火不能御，热则冰水不可解，发作有时，烦苦困顿，此正气虚而邪气相搏者也。

阴胜寒多，理阴煎；阳胜热多，三阴煎；阳气陷入阴中，补阴益气煎；阴阳俱虚，八珍、十全俱可用；败血不散而作寒热，决津煎、殿胞煎俱见列方。

产后疟疾

问：疟疾者何？曰：气血俱虚，荣卫不固，脾胃未复，或外感风寒，内伤饮食，皆能成疟。又有胎前病疟，产后未愈者。产后之疟最难调理，只以补虚扶正为主。正气胜则邪气自退，不可轻用截药重虚正气，为害甚大，增损柴胡四物汤主之。

北柴胡　人参　半夏泡　炙甘草　归身酒洗　川芎　干姜　桂心

姜二片，枣三枚，水煎，不拘时温服。

久疟，加黄芪蜜炙、鳖甲醋炙各二钱。

产　后　渴

问：渴者何？曰：胃者，水谷之海，津液之府也。产后去血过多，津液内耗，胃气暴虚，顿生内热，故口渴，咽干而渴也，加味人参麦冬汤主之。

人参　麦冬　生地　栝蒌根　炙甘草各二钱

先用粳米一合，淡竹叶十片煎汤一盏，去米、叶，加姜三片，枣二枚，煎七分，温服。

产后汗出不止兼变证

问：汗出不止兼变证者何？曰：血为荣，行乎脉中，气为卫，行乎脉外，相须为守者也。产后去血过多，荣血不足，卫气失守，不能敛皮毛固腠理，故汗泄易出也。宜急止之，恐风寒乘虚而入，变生他症，宜麻黄根汤主之。

归身酒洗　黄芪蜜炙　麻黄根　人参　炙甘草各一钱五分

水二盏，以浮麦一合，煮至一盏，去麦入药，再煎至七分，调牡蛎粉煅，另研二钱。

如眩晕汗出者，此名胃汗，虚极也。急用人参、炙甘草、炙黄芪各二钱，附子制一钱，水煎干，开口灌之。大抵此危症，甚难救。

如汗出不止，风邪乘之，忽然闷倒，口眼歪斜，手足挛曲，如角弓反张者，此痉病也。急用桂枝、葛根、白芍、炙甘草、炙黄芪、归身各二钱，熟附子五分，水煎干，开口灌之。此亦危症，难救。

血块作痛，芪、术未可剧加。如倦甚，溅溅汗出，形色又脱，速灌加参生化汤，毋拘泥块痛。俟汗出，参多汗不止，必发柔痉。用十全大补，不应加附子。无块痛者当用之。若服参芪重剂而汗多不止，及头汗出不至腰足者，难治。

立按：十全大补汤加防风，止产后汗出神效。四君子、四物加黄芪、肉桂即十全大补汤。

盗汗非自汗可比，宜止汗散主之。

人参二钱　麻黄根一钱五分　当归　熟地各三钱，有血块不用黄连五分　炒浮麦一钱

一方用：牡蛎五钱，炒麦麸八两，二味和服三五钱，猪肉汁调服。

产后中风

问：中风者何？曰：产后正气暴虚，百节开张，风邪易入，调理失宜，风即中之，不省人事，口目蠕动，手足挛曲，身如角弓，此风外中者也，愈风汤主之。

羌活　防风　当归酒洗　川芎　白芍酒炒　桂心　黄芪　天麻　秦艽各二钱

姜、枣引，水煎热服。

又曰：诸风振掉，皆属肝木。肝为血海，胞之主也。产后去血过多，肝气暴虚，内则不能养神，外则不能养筋，以致神昏气少，汗出肤冷，眩晕卒倒，手足瘛疭，此肝虚生风，风自内生者也。用当归建中汤加黄芪、人参各一钱，熟附子五分，姜、枣引，去饴糖。

如痰迷心窍，神气不清，恍惚昏眩者，用琥珀寿星丸，人参煎汤下。

产妇少血濡养，多有阴虚内热，热极生风，虽外症如风，内实阴虚不足，气无所主。卒尔口噤，牙紧唇青，肉冷汗出，或唇口歪僻，手足筋脉挛搐，诸症类于中风者。或因血气耗损，腠理不密，汗出过多，神无所主，致角弓反张，此乃厥阴虚极类痉痓者。在伤寒之家，虽有刚柔之分，而产后无非血燥、血枯之证，总宜养阴补血，血长而虚风自减。任其痰火乘虚泛上，皆当以末治之，毋执偏门而用治风消痰之方。初产当服生化汤以旺新血，如见危证，三帖后即用人参益气以救之。如有痰有火，或少佐橘红、竹沥、姜汁，其黄连、芩、柏不可并用，胆星、苏子尤不宜加。如产已数日，腹无块痛，即用滋荣活络汤列方。如语涩四肢不利，宜天麻汤。密斋治语言謇涩，加味生麦散；治汗多口噤，背反气微类痉，用止汗生血饮列方；治无汗筋挛，用归芎枣仁汤列方。昔立斋用十全大补汤列方治口噤挖开灌之，不得下，令侧其面，出之仍灌热者，又冷又灌，数次即能下而苏矣。齿噤则灌入鼻中，即苏，此古人急救灌法，不可不知。至于治口噤不能为语，峻补之中兼通心气之药，以七珍散列方通心气。冯氏治产后瘛疭，用八珍汤列方加钩藤、丹皮以生阴血。不应，用四君子列方，芎、归、丹皮、钩藤补脾土。

若肢体恶寒，脉微细者为正状。脉浮大，发热烦渴为假象。惟当固本为善。若无力抽搐，戴眼反折，汗出如珠，两手撮空，不治。《尊生》治产久拘挛不宜补者，用舒筋汤列方治之。

昔有一妇，因胎前过月不生，忽患子痫，医者误认伤寒胎死，用承气调天水散下之。及产后，恶露即停不行，此原非瓜熟自落，乃恶露随胎，为药所逐，则一时尽下，非有瘀滞不行也。所以医者不问痛块有无，用丹皮、泽兰等药，以致有形之血不生，无形之气更伤。是以随变神脱，妄言妄见，虚火引痰上升，治者犹不知此孤阳浮越之候，复不辨脉证，仍进逐瘀退热之剂，病势愈深。岂不知辛散消克，则神愈亡而血愈竭，以故心血竭而妄言愈甚，肝血竭而内虚，生风成搐，肺气竭而发喘，鼻孔黑如烟煤，脾气竭而四肢不为所用，胃中元气告匮，不能散精，痰壅愈甚。治之者仍不识为虚，反用胆星、苏子以化痰降气，梨汁以清痰降火，僵蚕、柴胡、天麻以止搐，诸如此等药类，杂进交攻，罔知顾本，遂致殒命，良可恸也。

怔忡　惊悸　虚烦　烦躁

产妇忧惊劳倦，去血过多，则心中燥动不宁，谓之怔忡。若惕然而惊，心中怯怯，如人将捕之状，谓之惊悸。二证惟调和脾胃，补养心血，俾志定神足，气舒心安而病自愈。如分娩后血块未消，宜服生化汤以补血行块，连服数剂，则血旺而怔悸自平，不必加定志安神之药。如块痛已止，服加减归脾汤列方。如心中惊悸，目睛不转而不能动，宜养血佐以安神药，养心汤列方主之。素壮火盛者，兼服安神丸列方。

麻瞀①

产后麻瞀，皆因气血虚少，不能溢乎周身，宜十全大补汤列方。或去血过多，手足发麻木，小腹大痛，则遍体麻晕欲死。此非恶露凝滞，乃虚中挟痰，六君子汤列方加炮姜、香附、当归。曾治一妇，产后右半身麻瞀而昏晕，不省人事，发即胸膈痞闷，下体重著，或时心神动摇，若无心肺之状，顷则周身冷汗如漉，大吐痰涎而苏，此产后经脉空虚，痰饮乘虚而袭，因与六君子汤加归、芪、肉桂，随手而效。复有一妇，产后左半身麻瞀昏晕，不省人事，发则周身大痛，筋脉瘛疭，肌肉瞤动，或时头面赤热，或时腿上振振动摇，顷则蒸蒸汗出而苏，此产后营血大亏，虚风所袭，用十全大补汤治之，诸证悉平，但麻瞀不止，后与地黄饮子列方而安。

产后伤寒

问：产后伤寒者何？曰：气血俱虚，荣卫不守，起居失节，调养失宜，伤于风则卫受之，伤于寒则荣受之，而成伤寒也，只以补虚为主，随证以末，治之五物汤。

人参　归身　川芎　白芍酒炒　炙甘草各等分

姜三片，葱白三根引，水煎服。

有汗曰伤风，本方加桂枝、防风；无汗曰伤寒，本方加麻黄、苏叶；寒热往来，本方加柴胡；头痛本方加藁本、细辛；遍身痛，本方加羌活、苍术；但热不恶寒，加柴胡、葛根；发热而渴，加知母、麦冬、淡竹叶。

---

① 瞀（mào冒）：目眩，眼花。

产后霍乱吐泻

产后霍乱吐泻者何？曰：脾胃者，气血之本也。产后血去气损，脾胃亦虚，风冷易乘，饮食易伤，少失调理，即有霍乱心腹绞痛、手足逆冷、吐泻交作等症。加味理中汤主之。

人参一钱　白术土炒，二钱　炙甘草一钱　干姜炮，一钱　陈皮藿香　厚朴姜制，各一钱　生姜五片，焙

水煎，温服无时，须用于块痛已除之后。

痛块未除，生化六和汤列方；已除，温中散列方；无块痛而手足厥冷，附子散列方，或加味理中汤。

产后泄泻

问：泄泻者何？曰：产后中气虚损，寒邪易侵，若失调理，外伤风寒，内伤生冷，以致脾胃疼痛，泄泻不止，理中汤主之。如泄不止者，再加肉豆蔻，面包煨熟去面捣碎，竹纸包固两三层，用厚砖二块烧热，将包好肉蔻夹于中间，去油，以净为度，冲入药内，饮之。

产后泄泻及完谷不化并遗屎

产后中气虚弱，传化失职，故泄泻不外气虚、食积与湿，然恶露未除，又难骤补峻消。急燥，当先用莲子生化汤三剂列方化旧生新，然后用健脾利水生化汤列方。或补气，或消食，或化积，或燥湿分利，因证加入对证之药，始无滞涩虚虚之失。至产后旬日，外方可与杂证同论，然宜量人虚实而治。如痛下清水，腹鸣米谷不化者，以寒泻温之；粪色黄，肛门痛，以热泻清之；饮食伤脾，嗳气味如败卵，以食积消之；饮食减少，

食下腹鸣腹急，尽下所食之物方觉畅快，以脾虚食积而消之。丹溪云：产后虚泻，眼昏不识人，危证，用参苓术附汤列方救之。又胎前久泻，产后不止，以致虚脱，须从权服参苓生化汤以扶虚，仍分块痛、不痛，加减而治。凡泻兼热，切勿用芩、连、栀、柏。兼痰，切勿用半夏、生姜。如泻而渴，参麦饮列方以回津液。产后脾泻不止，参苓莲子饮见《圆机》泄泻门。完谷不化，因产后劳倦脾伤，以致冲和之气不能化，而物完出焉，病名食泻。又饮食太过，脾胃受伤，亦致完谷不化，俗呼水谷痢。然产方三日内，血块未除，患此脾败胃弱之症，未可剧加芪、术，且服加味生化汤列方。俟块消散，服参苓大补生化汤列方。如胃气虚，泻痢黄色，用补中益气汤列方加木香治之。若久泻痢虚者，参香散列方。久泻元气下陷，大便不禁，肛门如脱，宜加味六君子汤列方。若见完谷不化，色白如糜，此脾胃大虚，元气虚脱之候，十有九死，惟猛进温补之剂庶可挽回。即有烦躁发热，面赤，脉来数大，皆虚火上炎之故，当并进桂、附、人参、甘草、干姜、芩、术之类，伏龙肝煎汤代水煎服，乃得收功。若小便混浊如泔，或大便中有白沫如肠垢者，乃元气下陷之故，并宜补中益气汤列方加桂、苓、炮姜升举之。或泻臭水不止，加蕲艾、香附、吴茱萸。若兼瘀结不通，腹胀喘急，虽神丹亦无济也。如大便不知，为遗屎，补中益气汤加肉苁蓉、故纸。

产后吐衄及口鼻黑气起而衄并舌黑

产后吐血，诸书皆称难治，以其上下脱也。产后鼻衄，乃气血逆行所致，用紫苏饮列方入童便、荆芥灰治之。《良方》以荆芥焙为末，童便服二钱。《尊生》用犀角、生地、赤芍合二味参苏饮。如口鼻黑气起而衄者，难治。盖五脏之华，皆上注于面。凡红赤者，阳热之生气也。青黑者，阴寒之绝气也。况口鼻为阳明多血多气之经，而见阴寒惨杀之气，则胃中阳和之气衰败可知。复至鼻衄，则阳亡阴走，胃绝肺败，阴阳两亡，故不可治。但有禳压一法，或可望生。急取绯线一条，并产妇顶心发两条，紧系中指节上即止，无药可治。立斋云：急用三味参苏饮列方治之，亦有得生者。如前证再兼舌紫黑者，为血先死，不治。盖心主血，少阴气绝则血不上荫耳。汪石山治一妇，产后血逆上行，鼻衄口干，心躁舌黑，因瘀血上升，遂用益母丸二丸，童便化下。衄渐止，血渐通。此条当与三冲门参看。

三 冲 论

产后危证，莫如败血三冲。其人或歌舞谈笑，或怒骂坐卧，甚者逾墙上屋，口咬拳打，山腔野调，此为败血冲心，多死。《医通》云：花蕊石散列方最捷，但不可轻用。如虽闷乱不致癫狂者，失笑散列方加郁金。予谓当于产后乍见鬼神参看治疗。

若其人饱闷呕恶，腹满胀痛者，为之冲胃。《医通》云：用平胃散列方加姜、桂未可轻用。予谓：当于饱胀呕逆门参看治疗。

若其人面赤，呕逆欲死，为之冲肺。《医通》云：二味参苏饮列方，甚则加芒硝荡涤之。予谓：当于口鼻黑衄门参看治疗。

大抵冲心，十难救一。冲胃，五死五生。冲肺，十全一二。其《医通》所用各药，亦无可如何之思，与其视死，不若救生之意。予谓：此等证，宜用生化、失笑、抵圣等平稳药为主，各方俱载论列，当与《圆机·产后妄言妄见》斟酌施治。

产后痢疾详论《圆机》

问：痢疾者何？曰：湿多成泻，暴注下迫，皆属于热。赤白痢者乃湿热所为也，故赤者属热，自小肠而来，白者属湿，从大肠而来，俗云：赤属热，白属寒。非也。无积不成痢，盖由产母平日不肯忌口，伤于饮食，停滞于中，以致中气虚损，不能调理，宿积发动而为痢也。亦有因子下之时，觉腹中空虚，纵食鸡蛋与鸡以补虚，殊不知饮食自倍，脾胃乃伤，胃强气弱，难以克化，停滞而成痢也，务宜详审斟酌，以施治法，庶不误人。

如果新产饮食过伤，其症腹中胀痛，里急窘迫，身热口渴，六脉数实，宜下之，用加味小承气汤：

枳实麸炒　厚朴姜制，各二钱　大黄酒炒，二钱五分　槟榔一钱五分　炙甘草一钱　姜三片

水煎热服。以快便为度，中病即止，后用四君子汤加陈皮和之。

如新产后，未有所伤，其症、其脉与上却同者，此宿食为病也，宜消而去之，用枳实汤：

枳实　木香　炙甘草各一钱　厚朴姜制，二钱　槟榔一钱五分　姜三片

水煎服，以快利为度，后用四君子汤加陈皮和之。

如无新旧食积，下痢赤白，腹痛窘迫，脉沉数者，此虚痢也，宜行气和血为主，用当归芍药汤：

当归身　白芍酒炒　人参　白茯苓　陈皮各一钱　枳壳炒，七分　炙甘草　木香各五分　黑干姜三分　乌梅一个

水煎，食前服。

如久痢不止者，此气虚血少，肠滑不禁也，宜四君子汤加白芍、乌梅、罂粟壳、大枣主之。

又有产后恶露不下，以致败血渗入大肠而利鲜血者，腹中刺痛，里不急后不重是也，用枳壳麸炒一钱五分、荆芥穗略炒二钱五分，水煎服，神效。

产后大便闭涩不通

问：大便秘者何？曰：人身之中，腐化糟粕，运行肠胃者，气也。滋养津液，灌溉沟渎者，血也。产后血虚而不运，故糟粕壅滞而不行，血虚而不润，故沟渎干涩而不流，大便不通乃虚秘也，不可误用下剂，反加闭涩，宜润燥汤主之：

人参　甘草各五分　归身尾　生地　枳壳各一钱　火麻子去壳，槌碎　桃泥各二钱　槟榔五分，磨汁

先将上六味水煎熟去渣后，入桃泥、槟榔汁，和匀服。

再用苏叶粥，真苏子一合，火麻子三合，共擂如泥，以水一盏滤汁，再擂再滤，汁尽为度。用和粳米煮粥，食之甚妙，老人虚秘尤宜常用。

多服生化汤，则血旺气顺，自润而通。竟有服至大料芎、归数斤，方得取效，慎勿执偏门而轻产。倘顺之不通，用蜜煎成膏，入水捏成枣，入肛门，或削酱瓜、酱姜，如蜜枣导法。忌用猪胆汁导。血虚火燥，四物汤加何首乌；去血过多，十全大补汤；气血俱虚，用八珍汤；数日不通，饮食如常，腹中如故者，八珍汤加桃仁、杏仁治之。

病涩虚损，不宜攻击，若势有不得不用，通者用济川煎列方主之，此用通于补之剂也。

产后小便不通或短少

问：小便少者，何？曰：膀胱者，州都之官，津液藏焉，气化则能出矣。产后气虚，不能运化，流通津液，故使小便不通，虽通而亦短少也，勿作淋秘，轻用渗利药，使气益虚，病益甚，宜加味四君子汤主之。

人参　白术　白茯　炙甘草　麦冬　车前子各一钱　桂心五分　姜三片

水煎，食前服。

又有恶露不来，败血停滞，闭塞水渎，小便不通，其症小腹胀满刺痛，乍寒乍热，烦闷不宁，加味五苓散主之。

猪苓　泽泻　白术　茯苓　桂心各一钱　桃仁去皮、尖　红花各二钱

水煎服。

产　后　淋

问：淋者何？曰：此亦血去阴虚生内热症也。盖肾为至阴，主行水道，去血过多，真阴亏损，一水不足，二火更甚，故生内热，小便成淋而涩痛也。加味导赤散主之。

生地　赤芍　木通去皮　甘草梢　麦门冬　黄柏　知母　桂心各一钱　灯心四十九寸

水煎，调益元散二钱服。

问：前言小便不通，后言淋秘，二症何别？曰：不通者属气虚，淋属内热涩痛，以此别之。

血虚热郁，用六味丸、逍遥散，补阴养血，滋其水源，佐以导血药可也。

膀胱阴虚而小便淋涩，全科六味合生脉散，大剂煎成，陆续通之。或补中益气汤兼服六味地黄丸。

产后淋，小便痛及血淋，加减茅根汤列方、济阴加减四物汤列方。

产后尿血

问：尿血者何？曰：小腹痛者，乃败血流入膀胱，小腹不通，但尿时涩痛者，乃内热也，并用小蓟汤主之。

　　小蓟根　生地　赤芍　木通　蒲黄　甘草梢　淡竹叶各一钱
滑石二钱　灯心四十九寸

水煎服。

败血加归梢、红花各一钱；兼内热加黄芩、麦冬去心各一钱。

大便血或饮食起居失宜，或六淫七情太过，致元气亏损，阴络受伤，四君子加生地、升麻、归身、发灰、白芍治之。《尊生》用加味肾气列方去桂、附加生地、发灰。

产后小便数及遗尿不禁

问：小便频数不禁者何？曰：下焦如渎，所以主潴泄也。产后气血虚脱，沟渎决裂，潴蓄不固，水泉不止，故数而遗也。下者举之，脱者涩之，宜用升阳调元汤合桑螵蛸散主之。

　　人参　炙黄芪　炙甘草　升麻　益智子去壳，炒，各一钱五分
姜、枣引，水煎。调桑螵蛸散服。

桑螵蛸散

　　真桑螵蛸　白龙骨煅　牡蛎左顾者，煅，各等分
细研末，每调服三钱。

又有产前稳婆用手误掐胞破者，以致小便不禁，宜用参术汤：

人参二钱五分　白术二钱　炙黄芪一钱五分　陈皮去白　桃仁去皮、尖　茯苓各一钱　炙甘草五分

先用猪胞或羊胞一个，洗净，水二盏，煎至一盏，去胞入药，煎七分，食前服，多剂乃佳。

或以参术膏，煎以猪羊胞汤，极饥时饮之，令气血骤长。不过月余，其胞可完。

气虚不能制水，补中益气加车前、茯苓；遗尿不知，补中益气汤；肾虚不固者，六味丸加益智；膀胱气虚，小便频数，补中益气汤加山萸、山药为主，佐以人参螵蛸散列方；虚寒以致数遗，益心汤最妙列方；小便不禁，补中汤送还少丹列方；脾胃虚寒，八味丸。

产后咳逆

问：咳逆者何？曰：此气从胃中出，上冲贲门，吃膈而作声也。有胃气虚寒者；有中气不足，冲任之火直犯清道而上者；有饮水过多，水停而逆者；有大小便闭，下焦不通，其气上逆者；有胃绝者。大约产后咳逆乃胃虚气寒症也，加味理中汤主之。

人参　白术　炙甘草　干姜炮　陈皮各一钱　丁香五分　干柿蒂二钱

水煎服。

有热去丁香，加竹茹二钱。如虚羸太甚，饮食减少，咳逆者，胃绝也，难治。

《医通》云：产后气血俱虚，风冷搏气而逆上，乃胃气虚寒

之极，最为恶候，理中汤加丁香。

古方以丁香、豆蔻、伏龙肝为末，用桃仁、吴萸煎汤调下一钱。如人行五里再服，未应，急投参附，迟则不救。

产后浮肿

问：浮肿者何？曰：产后败血不尽，乘虚流入经络，与气相杂，凝滞不行，腐化为水，故令四肢浮肿，乍寒乍热，勿作水气治，轻用渗利药，但服调经汤，使气血流行，肿自消也。

归身酒洗　赤芍　丹皮　桂心　赤茯苓　炙甘草　陈皮各一钱　细辛　干姜各五分，炒

姜引，煎服。

又有产后虚弱，腠理不密，调理失宜，外受风湿，面目虚浮，四肢肿者，加味五皮汤主之。

桑白皮　陈皮　茯苓皮　大腹皮　姜皮　汉防己　枳壳麸炒猪苓　炙甘草

姜引，水煎服。

产后恶露不止

问：产后恶露不止者何？曰：产后冲损伤，气血虚惫，旧血未尽，新血不敛，相并而下，日久不止，渐成虚劳。当大补气血，使旧血得行，新血得生。不可轻用固涩之剂，致败血凝聚，变为癥瘕，反成终身之害。十全大补汤主之。如小腹刺痛者，四物汤加延胡索、蒲黄炒、干姜炒主之。血崩门亦可参看同治。

产后月余，淋沥不止，升陷固血汤；血热，保阴煎；因伤冲任之络，固阴煎；肝脾气虚，寿脾煎；气血虚，大补元煎俱

载列方。

产后恶露不下_{不可用大黄等药}

问：恶露不下者何？曰：此有二症，治各不同，或因子宫素冷，停滞不行者，黑神散主之。此必小腹胀满，刺痛无时也。或因脾胃素弱，中气本虚，败血亦少，气乏血阻，不能尽下，其症乍痛乍止，痛亦不甚，加减八珍汤主之。

人参一钱　白术二钱　白茯二钱　炙甘草一钱　归身三钱　川芎一钱五分　熟地三钱　延胡索一钱　香附一钱

姜、枣引，水煎，食前服。

用生化汤倍桃仁，调失笑散，生新行瘀，频以黑沙糖冲滚汤，少滴无灰酒服，每每获效。如素不用酒，不加亦可。

一妇服峻厉之剂，恶露随下，久而昏愦，以手护其腹，此脾气复伤作痛，故以手护。用人参理中汤加肉桂，二剂而愈。

产后眼见黑花昏眩

问：眼见黑花昏眩者何？曰：恶露未尽，败血流入肝经，肝开窍于目，故眼见黑花。诸风振掉，皆属肝木，故为昏眩。用前清魂散加牡丹皮一钱，煎服。

产后胁痛

问：胁痛者何？曰：此亦败血流入肝经，厥阴之脉循行胁肋，故为胁痛。证有虚实，宜分治之，不可误也。如胁下胀，手不可按，是瘀血也，宜去其血，芎归泻肝汤主之。

归尾　川芎　青皮　枳壳　香附童便制　桃仁去皮、尖　红花各二钱用水煎熟，去渣，入酒与童便各一钟服。

有如胁下痛，喜人按，其气闪动肋骨，状若奔豚者，此去血太多，肝脏虚也。当归地黄汤主之。

归身　白芍酒炒　熟地酒洗　人参　甘草　陈皮　桂心各一钱五分

姜、枣为引，水煎服。

产后左胁痛，小柴胡汤去黄芩加丹皮、制香附、薄桂、当归、童便；右胁补中益气汤去升麻加葛根、制半夏、茯苓、枳壳麸炒，生姜引。

产后不语

问：不语者何？曰：人心有七孔三毛，产后虚弱，败血停积闭于心窍，神智不能明了，故多昏愦。又心气通于舌，心气闭则舌强不语，七珍散主之。

人参　生地　石菖蒲　川芎各二钱　细辛三分　防风五分

水煎，调辰砂五分，细研，食后服。

又有语言不清，含糊蹇涩者，盖心主血，血去太多，心血虚弱，舌乃心之苗，血不能上荣于舌，萎缩卷短，语不能出也，加味生脉散主之。

人参　麦冬　当归身　生地　炙甘草　石菖蒲各一钱　五味子十二粒　𤡴猪心一个，劈开

水二盏，煮至一盏半，去心入药，煎七分，食后服。

兼治怔忡，甚效。

产后暴崩

问：暴崩者何？曰：产后冲任已伤，气血未复，或恣欲劳

动胞脉，或食辛热鼓动相火，或因恶露未尽，固涩太速，以致停留，一旦复行，须要详审，先用四物汤倍加芎、归，再加人参，作大剂服之，扶其正气，然后随其所伤，加减调治。

因房劳者，本方加黄芪、甘草炙、阿胶炒、艾叶；因辛热者，本方加白术、白茯、甘草、黄连炒；因劫涩者，本方加香附、桃仁。崩久不止，只用本方调十灰散服之。盖崩本非轻病，产妇得之，是谓重虚，尤不可忽也。

产后瘕块

问：瘕块者何？曰：此恶露不尽之害也。盖由新产，恶露不来；或来不尽，或产妇畏药，虽有痛苦，强忍不言；或主人与医坚执产后虚补之说，不可轻用去血之药，以致败血停留，久而不散，结聚成块，依附子宫，妨碍月水，阻绝嗣息，夭其天年。欲治此者，必用丸药，以渐摩之，非汤散旬日之力。

香附醋煮，四两　山萸肉去核　熟地　归身　川芎各一两　牡丹皮去木　延胡索　五灵脂　补骨脂炒，各一两五钱　荆三棱　莪术俱醋煮，煅　九肋鳖甲去肋，醋炙枯　桃仁另研　木香　桂各一两

蜜丸，每空心用白术陈皮汤下五十丸。

产后玉户不敛

问：前症者何？曰：女子初产，身体纤柔，胞户窄小，子出不快，乃至折裂，浸淫溃烂，日久不敛，宜内服十全大补汤，外用敷药。

白及　白龙骨　诃子　烂蜂壳　黄柏炒，各等分

为细末，先用野紫苏煎洗拭干，以此药搽之即效。

又方：用龟壳入干夜合草于内，塞满烧烟，熏之自合。原

注系补方。

产后阴户脱下，乃元气不足，及阴挺突出肿痛，清水淋沥，用八珍汤加炙黄芪、防风、升麻各五分。或用补中益气汤加醋炒白芍一钱，五味十粒，或肉桂五分，补而举之。

如无肿痛，或肿既消而不闭者，以十全大补汤或补中益气汤加五味，或加半夏、茯苓以健脾。

产后乳汁不通

问：乳汁不通者何？曰：或初产之妇，则乳方长，乳脉未行，或产多之妇，则气血虚弱，乳汁短少，并用加味四物汤：

当归身　人参　川芎　赤芍　生地　桔梗　甘草　麦冬
白芷各一钱

水煎，食后服。

如因乳汁不行，身体壮热，胸膈胀闷，头目昏眩者，前方加木通、滑石末，更煮猪蹄汤食之，则乳汁自行。猪蹄净洗煮烂，入葱调和，并汁食之。

又方：入香油炒过穿山甲同煮，去甲食蹄，饮汁良。

水亏火胜而溢，加减一阴煎；阳明血热而溢，保阴煎或四君子加栀子；肝经怒火上冲而溢，加减一阴煎。

乳　岩

妇人乳岩，原非产后之病，但乳岩、乳痈皆痰生乳房。治此症者，混同施治，误世不浅，不得不分别论明也。其乳痈起于吹乳之一时，非同乳岩由气血亏损于数载，始因妇女或不得意于翁姑夫胥，或诸事忧虑郁遏，致肝脾二脏久郁而成。初起小核，结于乳内，肉色如故，圆棋子大，不痛不痒，十余年后方成疮患，烂见肺腑，不可治矣。初起之时，其人内热夜热，五心烦热，肢休倦瘦，月经不调，宜早为治疗，益气养荣汤、加味逍遥散列方，多服渐散。气虚，必大剂人参，专心久服，其核渐消。若服攻坚解毒，伤其正气，必致溃败，多有数年不溃者，最危，溃则不治。周季芸云：乳癖、乳岩，结硬未溃，以活鲫鱼同生山药捣烂，入麝香少许，涂块上，觉痒极勿搔动，隔衣轻轻揉之。七日一涂，旋涂渐消。若荏苒岁月，以致溃腐，渐大类岩，色赤出水，深洞臭秽，用归脾汤列方等药，可延岁月。若误用攻伐，危殆迫矣。曾见一妇，乳房结核如杯，数年诸治不效，因血崩后日服人参两许，月余参尽二斤，乳结霍然。此症有月经者尚轻，如五六十岁无经者，不可轻易看也。

乳　悬_{附方}

产后瘀血上攻，忽尔两乳伸长，细小如肠，直过小腹，痛不可忍者，名曰乳悬，乃危证也。速用当归川芎各一斤，水煎浓汤，不时温服。再用二斤逐渐烧烟，安在病人面前桌子下，令病人屈身低头，将口鼻及病乳常吸烟气。如未甚缩，再用一料则瘀血消而乳头自复矣。若仍不复旧，用蓖麻子捣烂，贴顶上片时，收即洗去。

卷 二

经产圆机

妇人诸病与男子同，而所异者惟经水、胎产之属。乃其最切之病，不得不将奇异各证简其要者为主方，随证加减。一证一方，以见其常；加减附论，以通其变。列为调经、胎前、临产、产后、乳病五条。

调 经

一、月经来如胆水，五心作热，腰痛并小腹疼，面色痿黄，不思饮食，乃血气虚弱，先用黄芩散退其热，后用调经丸补血以顺气。

黄芩散

黄芩六分　川芎八分　归身一钱　甘草三分　知母七分　花粉七分

水一钟，煎七分，温服，渣再煎。

一方：加白芍、苍术各一钱。

调经丸

三棱　莪术　当归　白芍　生地　熟地　元胡　茯苓各一两　川芎　大茴　小茴　乌药各八钱　砂仁五钱　香附醋制，一两

共为细末，米糊为丸梧子大，不拘时酒服三钱。

二、经水来如屋漏水，头昏目暗，小腹作痛，更兼白带，喉中臭如鱼腥，恶心吐逆，先用理经四物汤，后用内补当归丸，次月即愈。

理经四物汤

当归　川芎　元胡　生地　柴胡　香附七制，各一钱　三棱
黄芩　白芍各八分

水煎，临卧时服。

当归丸

当归　续断　阿胶蛤粉炒　白芷　厚朴姜汁炒　附子制　白
茯苓　苁蓉酒洗，去鳞　蒲黄炒黑　萸肉各一两　熟地一两五钱　川
芎　白芍各八钱　干姜　甘草各五钱

蜜炼丸梧子大，空心酒服八十丸。

三、月经或前或后。其症因脾土不胜，不思饮食，由此血
衰，宜调脾土，则血旺气和，自然应期而至，宜服：

紫金丸

陈皮五钱　良姜　莪术　枳壳　乌药各八钱　三棱一两　槟
榔　砂仁各三钱　红豆五钱

米糊为丸，桐子大，食后米汤送百丸。

四、血虚发热。其症因妇人性急，或行经时房事所触，腹
中结成一块，如鸡子大，左右两肋痛，月水不行，致成五心发
热，头昏目暗，咳嗽生痰。先用逍遥散止其热，次用紫菀汤止
其嗽。若半年一年失治，肉瘦泄泻，百死无生。

逍遥散

当归　白术土炒　白芍　花粉各八分　胆草五分　地骨皮酒洗
石莲肉各一钱　薄荷四分

水二碗，煎七分，空心服。

一方加黄芩六分。

紫菀汤

杏仁去皮、尖，一钱五分　阿胶蛤粉炒，研细，药好，冲服八分
桑白皮蜜炙　知母炒　枳实各一钱　川贝母去心，另研，冲入药内
紫菀　桔梗　苏子各八分　款冬花蜜炙，六分　北五味蜜炙，五分

水煎，临卧服。

五、经闭发热。其症因行经时好食生冷，或产后并吃水果
冷物。盖血见水即滞故也。初病起一二月，生寒作热，五心烦
躁，治法以调脾土为先，脾胜自然经血流通，万无一失。若半
年一年不治，变作骨蒸，子午面潮，肌肉消瘦，泄泻不休，百
无一生，急宜治之。倘病势沉重，急用。

鸦片三厘调甘草送下，有起死回生之妙，宜服逍遥散、紫
菀汤详第四症血虚发热条。

六、行经气虚作痛。此症经来一半，血未曾尽，腹中作痛，
变发潮热，或不热，须用红花散破其余血，自然血行热止痛安。

红花散

枳壳六分　红花炒　牛膝　当归　苏木各一钱　赤芍　三棱
莪术　芫①花各八分　川芎五分

水煎，空心服。

七、经来十日半月不止，乃血妄行。当审其妇曾吃椒、姜
过度否，是为实症，须用：

金狗散

续断一钱　阿胶蛤粉炒　地榆　川芎　当归　白芷　黄芩各
一钱　白芍八分　熟地一钱

水煎，空心服。

---

① 芫：原作"苑"，据文义改。

八、经来如黄水。此血虚也，用药不可太凉。宜服加味四物汤，以缓其经，和其血，次月血胜而愈。

加味四物汤

当归　川芎　乌药　元胡各一钱　熟地二钱　白芍　小茴炒，各八分　姜三片

水煎，空心服。

九、经来如绿水，全无血色。此症大虚大寒，忌用凉药。宜服乌鸡丸一料，不但病愈，兼能怀孕。

乌鸡丸

大附子制，三钱　鹿茸去毛，酥制勿焦，一两　肉苁蓉酒洗，去鳞，竹刀切片　肉桂去皮　蒲黄炒黑　当归　山萸肉　白芍各一两　川芎五钱　熟地一两五钱　乌骨雄鸡不用皮、油，酒蒸烘干，为末，和入群药净末，三两

共为细末，米糊丸桐子大，每日空心酒服百丸。

十、经来全白无血色，五心烦热，小便作痛，面色青黄。此血气虚也，宜用乌鸡丸服半月，次月必孕方见前。

十一、经来成块，如葱白色，或如死猪血黑色，头昏目暗，唇麻。此虚症也，急服当归丸，内补为妙方见第二症经来如屋漏水条。

十二、经来臭如夏月之腐。此血弱更兼多食热物，譬如沟渠水涸，天旱不雨，久则臭气熏蒸，宜去旧血而生新血，方用：

龙骨丸

龙骨煅　螵蛸　生地各一两　川芎　牡蛎八钱　茯苓　黄芩各八钱

蜜丸桐子大，空心酒下百丸。

一方加白芍、归身各八钱。

煎方

当归　三棱　莪术　赤芍　丹皮　白术　香附制　条芩
陈皮　木通各八分　姜一片

水煎，空心服。

十三、经来不止如鱼脑，双脚疼痛不能动。乃下元虚冷，兼受风邪所致。宜行气和血，疏风止痛散治之。

疏风止痛散

当归　天麻　僵蚕　乌药　牛膝　独活　石楠藤　乳香去油
紫金花　骨碎补各一钱　川芎五分　姜三片　葱白二根

酒煎，空心服。

十四、经来如牛膜片。此症经来不止，兼下膜色，一般昏迷倒地，乃血气变结而成，虽惊无事，用朱砂丸立效。

朱砂丸

朱砂研极细末，二钱　白茯苓一两

水丸桐子大，姜汤下五十丸。

十五、经来下血胞。谓经来不止，或下血胞三四个，如鸡子大，软如絮刀，切开内如石榴子，其妇昏迷不知人事。虽惊亦不妨，宜服十全大补汤三五剂，立效。

十全大补汤

归身　白术各一钱　川芎　白芍酒炒　人参片，另煎　白茯苓
各八分　炙黄芪　生地各二钱

姜、枣引，空心服。

十六、经来小便疼痛如刀割。此乃血门不开。庸医用八珍散无效，宜服牛膝汤一剂而愈。

牛膝汤

牛膝三钱　乳香去油　麝香各一钱

水钟半，煎牛膝至一钟，磨乳香、麝香入内，空心服之。

如系火症，可用朱砂六一散。

十七、经来吊阴痛不可忍。此症有筋二条从阴吊起至乳上，疼痛，身上发热。宜用川楝汤二剂，发汗即愈。

川楝汤

川楝子去核　猪苓　泽泻　白术土炒　小茴各一钱　木香五分　麻黄六分　大茴　乌药酒炒　元胡　乳香去油，各一钱　槟榔一钱　姜三片　葱一根

水煎服，对火发汗。

十八、经来未尽潮热气痛。此症经来一半，又觉口渴，小腹痛。此因过食生冷，血滞不行。有余血在内，不可用补剂，只宜凉药。若痛，用莪术散，即经尽痛止血退。

莪术散

三棱　莪术　红花　牛膝　苏子各一钱

水煎，空心服。

十九、经来已尽作痛，此症手足麻痹，腹中虚冷，气血衰甚，用人参四物汤治之。

人参四物汤

人参　归身　白芍各一钱　川芎八分

姜、枣引，煎服。

二十、经来小腹结成一块，如皂角一条横过，疼痛不可忍，不思饮食，面色青黄。急取元胡散服之，半月痛块自消。

元胡散

元胡四钱　发灰三钱

共为末，米汤调服。发灰用男人头发洗净烧之。

二一、经来胁气痛。此经来时胁肉一块如杯，其血淡黄色，宜治块为先，方用：

四物元胡

当归　川芎　白芍各八分，酒炒　熟地一钱五分　元胡一钱　沉香三分　姜三片

酒煎，食后服。

或用归、芎、地、芍各四两，元胡四两，沉香五钱，分作四剂，酒煎服，或为末酒送亦妙。

二二、经来遍身疼痛。此经来两三日内，遍身疼痛，乃寒邪入骨，或热或不热。用乌药顺气散解表发汗而愈。

乌药顺气散

乌药　僵蚕炒　白芷　陈皮　枳壳各八分　干姜　甘草各五分　麻黄去节，四分　姜三片　葱白一根

煎服。

二三、经来忽然误食生冷，谓之触经伤寒。遍身潮热，痰气紧满，恶寒，四肢厥冷，急服：

五积散

厚朴姜汁炒　陈皮　桔梗　白芷　茯苓各八分　枳壳八分　苍术　柴胡各四分　川芎　干姜各五分　青皮六分　当归　香附各一钱　半夏制，一钱

葱、姜引，水煎热服。

二四、逆经上行，经从口鼻出。此因过服椒、姜热毒之物，

其血妄行。治宜犀角黄连汤：

　　犀角　白芍　丹皮　枳壳各一钱　生地二钱　黄芩　橘红
桔梗　百草霜各八分　甘草三分

　　水煎，空心服，数剂即愈。

　　二五、经水从口鼻出，咳嗽气急，不往下而往上行，五心
发热，气急。宜推血下行，用红花散七剂；次用冬花散止嗽下
气，不须五六帖，热退全愈。

红花散

　　红花　黄芩　苏木各八分　花粉六分

　　水煎，空心服。

冬花散

　　粟壳蜜炙　桔梗　苏子　紫菀蜜炙　知母　冬花蕊蜜炙，各八
分　石膏煅　杏仁去皮、尖，各一钱

　　水煎服。

　　二六、逐月经来，日有几点则止，过五六日或十日，又来
几点，一月三四次，面色青黄。先用艾胶汤三剂，后用紫金丸，
次月即安。紫金丸见第三症月经或前或后。

艾胶汤

　　川芎八分　熟地　阿胶炒，各一钱　蕲艾二钱　枣三枚

　　煎服。

　　二七、经来发狂言，如见鬼神。此因经来时或家事怒气触
阻，逆血攻心，不知人事，狂言鬼语。用麝香散宁定神志，后
用茯神丸治之。

麝香散

　　辰砂水飞　麝香　甘草各三分　人参　桔梗　柴胡　茯神各

八分　远志肉甘草水炒，一钱　木香五分

水煎，空心服。

茯神丸

茯神　茯苓　志肉各八钱，制　朱砂水飞，三钱　猪心一个，清水煮烂，捣如泥

共制就早，米糊丸桐子大，金银汤下五十丸。

二八、经来常呕吐，不思饮食。宜丁香散。此言每逢经来时，常呕吐不食，非偶尔一次也。

丁香散

干姜　丁香各五分　白术土炒，一钱

为末，每早米饮服三匙。

二九、经来饮食后即呕吐，乃痰在胸膈，留注米谷，不能下胃，投乌梅汤化去痰涎，后用九仙散。

乌梅汤

木香　雄黄各五钱　草果一个　乳香去油　没药去油，各一钱

乌梅为丸，桐子大，每早含化十丸。

九仙夺命丹

肉豆蔻面包裹煨熟，去油　草果各一个　厚朴姜汁炒　茯苓各二钱　枳壳　木香　山楂肉　广皮　苍术炒

为末，姜茶下。

三十、经来半身浮肿。此因脾土虚弱，不能克化而为肿，宜用：

木香调胃散

木香　莪术　木通　山楂　大腹皮各八分　陈皮　红花各五

分 制香附 车前子各一钱 西砂仁 苍术 草薢各六分 甘草
姜片各三分

水煎，空心服。

三一、行经之时，五更泄泻，如乳儿屎。此乃肾虚，不必
治脾。宜用调中汤三五剂即安。

调中汤①

人参 白术各八分，土炒 干姜五分 五味 甘草各三分

姜引，空心腹。

三二、经来大小便俱出，此名蹉缠。因吃热物过多，积久
而成。宜用分利五苓散化其热毒，调其阴阳即愈。

分利五苓散

猪苓 泽泻 白术土炒 赤茯苓各一钱 阿胶蛤粉炒 川芎
当归各八分

水煎，空心服。

三三、经来常咳嗽，咽中出血。乃肺金枯燥。急用茯苓汤
退其嗽，再用鸡苏丸除其根。

茯苓汤

茯苓 川芎 苏叶 前胡 半夏制 桔梗 枳实 广皮
干姜各八分 当归 白芍 生地各一钱 人参五分 桑白皮六分
甘草三分 姜三片

水煎，空心服。

鸡苏丸

萝卜子九钱 川贝母去心，四两

为末，蜜丸桐子大，空心白滚汤下五十丸。

---

① 调中汤：原书作"补中汤"，据义改。

三四、经来腹大如臌。此症月水或三四月一至，七八月不来，渐积如臌，人以为孕，一日崩淋不止，其血胞有物如虾蟆子，昏迷不知人事，体壮者只投十全大补汤，体瘦者死。

三五、经来小便如白虫。此症月水来，血内有白虫如鸡肠，满腹疼痛，治宜推虫自大便出，先用追虫丸，后服建中汤。

追虫丸

续随子去壳，纸数层包固，挺去油　槟榔　牵牛　大戟各五钱　大黄一两　甘遂　芫花各一钱　麝香五分

米糊丸桐子大，每日酒送下十丸。

建中汤

炙黄芪　肉桂各五钱　白芍一两　甘草五分

为末，滚汤送三钱。

三六、经来潮热，十余日不思饮食。此因胃气不开。不必别药，惟鸭血酒立效。

鸭血酒

雄鸭顶上血，调黄酒饮之。

三七、室女经闭，女子月水初行，误用冷水洗手足，以致血海冷凝，面目青黄，遍身浮肿。人作水肿治之不效，宜服通经丸。

通经丸

三棱　莪术　赤芍　川芎　当归　紫菀　寄奴各八分　穿山甲一片，煅

为末，米糊丸，酒送下。

三八、血崩初起宜用十灰丸；若崩久血虚，宜服鸡子汤；若小腹痛，用加味四物汤详第八症往来如黄水条。

十灰丸

阿胶五钱　侧柏叶　棕榈　艾各一钱　绵一团　绢一团　苎根　百草霜各一钱　白茅根一根

上各烧灰存性为末，白汤下。加少年女人头发，用热水洗净一大团，烧灰和入。

鸡子汤

鸡脊内腰子，加葱三根，姜一两，共捣为泥，入麻油锅内同炒，用酒冲服。

三九、经来吐细虫，作寒热，四肢厥冷，大汗如注，痰气紧盛。此症有死无生，不治。

胎　　前①

四十、胎前恶阻。此症胎前吐逆，不思饮食，腹中作痛。乃胎气不和，因而妄逆。宜和气散去丁香、木香，服数剂而安。

和气散

陈皮　桔梗　厚朴姜汁炒　小茴　益智仁　藿香叶各八分　西砂仁　广木香各五分　丁香　甘草各三分　苍术四分

水煎，饱服。

四一、胎前潮热气痛。此乃受热毒，宜用五苓散去官桂，二三剂即安。

五苓散

猪苓　赤苓　泽泻　白术土炒，各八分

---

①　胎前：据本章总论"经产圆机"……列为调经、胎前、临产、产后、乳病五条，增补。据底本版心亦可补。

水煎服。

妊妇误服毒药、毒物及用毒药攻胎，药毒冲心，外证牙关紧急，口不能言，两手强直，握拳头低，自汗，身微热，与中风相似，脉数而软，十死一生。医多不识。若作中风治，必死。用白扁豆生用去皮，为细末，称准二两，新汲水调下即效。或米饮调服。

四二、胎前寒热如疟，小腹作痛，口燥咽干。乃受热既多，又伤生冷，阴阳不和。宜服草果饮，即安。

草果饮

草果一个　青皮　柴胡　黄芩各八分　甘草三分

水煎，空心服。

三物解毒汤

治误服毒药动胎。

甘草　淡竹叶　黑豆各等分

水煎浓服。

四三、孩子顶心不知人事。此乃过食椒、姜、鸡肉，热毒积在胎中，如六月间盖絮被，受热难过，双足乱动，胎、母俱不安也。先用调中和气散，后用胜红丸。

调中和气散

生大黄　熟石膏各一钱　槟榔　枳壳　知母各八分　川黄连六分，切碎，入磁杯，倾入开水一酒钟，盖好，重汤炖至六分钟，投入药内　柴胡三分　黄柏五分

水煎，空心服。

胜红丸

江子即大巴豆，去油，十粒　百草霜一钱

共为末，米糊丸桐子大，白汤送下七七丸。

妊妇六七个月，饮食不进，胸膈胀，水与药皆不能进，脉平和，又非病脉。此乃膈气也。药不能治，惟针内关穴。在手掌大纹后二寸两筋间，此穴可针可灸，男左女右。重则双手同灸，轻者七壮，重数十壮。艾如黍如麦。寸取本人同身寸，以男左女右中指屈回，用草较所屈中指节内纹两头尽处，截断为准一寸也。

四四、胎前气紧不得卧。此症过食生冷，兼有风寒中胃，以致肺经生痰，宜服紫苏汤，兼用安胎散。

紫苏汤

苏叶　桔梗　枳实　大腹皮酒洗　川贝母　知母　当归　桑白皮各八分　北五味　甘草　石膏各三分

水煎服。

安胎散

阿胶用蛤粉炒成珠　茯苓　当归　人参　生地各一钱　川芎甘草各五分　小茴　大茴各八分

水煎，空心服。

心惊胆怯，烦闷不安，宜：

竹叶汤

人参一钱　白术　当归各二钱　川芎七分　甘草四分　陈皮三分　黄芩　远志各八分　枣仁　麦冬各一钱　生地五分　竹叶去尖去蒂，十个

水煎服。

渴加竹茹七分。

四五、胎前咳嗽。此因常食生冷，又吃椒、姜，中伤胎热，

胃气大胜，方作此疾。宜服五虎汤。须诊问明白，果系热伤胎气方可用。

五虎汤
杏仁去皮、尖　石膏　枳壳各一钱　苏子　广皮　桔梗各八分麻黄四分　五味子　甘草各三分　知母八分

水煎，温服。

咳嗽属风寒者宜服：

苏桔汤
天冬六分　桔梗一钱五分　紫苏八分　知母　甘草　陈皮各四分　杏仁十粒，去皮　黄芩八分　川贝母八分

共研末，冲服。

四六、胎前衄血，常从鼻中出，或口中来。此是伤热。血热妄行，冲伤胞络。只用凉胎之法，不可用四物汤。切记切记！宜用衄血产效散。

衄血立效散
丹皮　黄芩　白芍　侧柏叶各八分　蒲黄炒，一钱

共为末，米糊丸，白汤送下。

咳血，宜：

地黄汤
生地三钱　紫菀　知母　白术各二钱　陈皮　甘草各四分　麦冬　当归各二钱　天冬一钱　黄芩一钱五分

水煎服。

喘加瓜蒌仁一钱。

四七、胎前泄痢。此乃椒、姜、鸡肉一切热物入于脾胃大肠，火燥变成痢也。初起三日，用甘连汤立安。如泻久孕妇形瘦，精神短少者，子母两亡，不能治也。

甘连汤

甘草五分　川连炒，二钱　干姜一钱

水煎服。

四八、胎前漏血，经行应期而至。此是漏胎，宜服：

小乌金丸

海金沙煅，三钱　僵蚕炒　侧柏叶　小茴香　百草霜　川芎各五钱　当归身切勿连尾，八钱　北防风一钱　川厚朴六钱　苍术四钱

早米糊为丸，桐子大，白滚汤送百丸。

四九、胎前白带乃胎气虚弱，先用扁豆花略炒，以黄酒煮，服后用闭目丸。

闭目丸

龙骨煅　海螵蛸煅　牡蛎煅　赤石脂各五钱

米糊丸桐子大，黄酒下百粒。

五十、胎前赤带漏下，水如猪血，日夜不止，精神短少，用：

侧柏方

侧柏叶　黄芩各四两

蜜为丸，桐子大，白滚汤送下百粒。

五一、胎前气紧咳嗽。凡气紧动红，久嗽不止，其红每月应期而来，日午心热气紧，人误作痨症医治之不效，宜先用逍遥散退热，后用紫菀汤止嗽。二方俱详第四症血虚发热条。

五二、胎前动血。此因饮食所伤，恶血暴下，如水不止，或因怒气伤肝所致。急用艾胶汤止血其汤详第二十六症逐月经来条，次用安胎散固胎其方详第四十四症胎前气紧条。体壮者三五

贴，瘦弱者不治。

予曾治一妇人，三月见红，服保产无忧散而愈。四月复见不多，七月动血大如桃，小如栗。以熟地炒炭五钱，当归头土炒三钱，川芎去汗一钱，炙芪二钱，阿胶、蒲黄炒各二钱，丝棉灰一钱，白术土炒二钱，服四剂而愈。

五三、胎前小便淋闭，不痛或微痛，与淋有别。此症名为转胞，由气虚胎压尿胞所致。宜用：

车前八珍散

车前　熟地各一钱　白术土炒　白茯苓　当归身　川芎各二钱
人参　白芍各一钱五分　甘草八分

水煎服

如不效，用：

二陈升提饮

当归身二钱　白术　生地各一钱五分　川芎八分　人参一钱
陈皮　甘草　柴胡　升麻蜜炙，各四分　半夏用麻油炒，六分

水煎服。或空心饮淡盐汤探吐，以升其气，则下自行。

或用八味丸。

八味丸

制附子　甘草各三分　山萸肉　丹皮　泽泻各八分　白茯苓
山药　熟地各一钱　肉桂五分

丸、汤俱可服。

若遗尿，用六味汤去茯苓、泽泻，加白薇、白芍、益智，各等分，煎服。

五四、小产或三四五月及七八月。若不调治恐再孕，亦然宜用：

益母草丸

益母草　当归各四两

炼蜜为丸，空心白汤送下，每服三钱。

曾治三个月堕胎者，用当归、白芍、熟地、生地、砂仁、阿胶各一钱，川芎、陈皮、苏梗各五分，白术、杜仲各二钱，续断八分，条芩一钱五分。

见血，加地榆去梢，炒、炒蒲黄各一钱；预防，五月、七月，以枣肉为丸。

五五、胎前怔忡，心常恍惚，遍身发热。乃血气衰弱，不能荫胎之故。宜：

朱砂汤

猪心一个，不可落水　飞净朱砂一钱，研细末

用水煎猪心，以汁调朱砂服，其心仍可食。

五六、胎前浮胀。此因气血衰弱，切忌通利之药，恐伤胎也。宜：

大腹皮汤

大腹皮撕碎，酒洗　五加皮　青皮面炒　陈皮　姜皮各一钱

水煎服。

面目虚肿，是水气或久泻所致。宜：

健脾利水汤

人参　茯苓皮各一钱　白术　当归各二钱　川芎八分　甘草三分　紫苏　陈皮　大腹皮各四分

水煎服。

五七、胎前遍体酸疼，面色黄瘦，不能饮食，精神困倦，形容憔悴。因血少不胜，难养胎元。宜服：

四物汤

当归身　川芎各一钱　熟地二钱　白芍酒炒，八分

水煎服。

五八、胎前阴门肿。此乃胎不运动所致。宜用：

顺气散

诃子一个

水一钟，煎六分，温服。

五九、胎前下血动胎。若妇人血盛者，三五日内急以安胎散救之；若形瘦有冷汗，面色如灰，四肢无力，乃积久之病，神色已去，不必医治。安胎散详第四十四症胎前气紧条。

六十、胎前脚痛。乃气血虚弱，下元又虚，兼风邪所致，宜用止血行气之剂，须乌药顺气汤。详第二十四症经来遍身疼痛条。

六一、胎前中风，牙关紧闭，痰气壅满，不知人事，其症因食生冷，兼坐风中所致。宜先用黄蜡膏以擦牙，次服排风汤。

黄蜡膏

枯矾　黄蜡　麻黄各等分

为末，共熔化擦牙，再用：

排风汤

麻黄四分　白术　防风　甘草　川芎八分　当归　白鲜皮　茯苓　独活各八分

姜枣引，煎服。

六二、胎前瘫痪，手足不能动，乃胃脘有痰，凝住血气所致，用乌药顺气散。详第二十二症。

六三、胎前腰痛。乃血气荫胎，不能养肾，肾水不足所致。

宜服：

猪肾丸

猪腰二个

青盐四钱入腰内，蒸熟焙干，为末蜜丸，酒下。

六四、胎前头痛。乃寒邪入脑，阳气衰也。宜服芎芷汤。

芎芷汤

川芎　甘菊　白芷　石膏　白芍　藁本　茯苓各八分　甘草五分

姜引，水煎服。

如不效，加细辛八分，立愈。

六五、胎前泄泻，此症随四时治之，又宜临症斟酌。

春宜：

平胃散

茯苓　炙草　山药　广皮各等分

水煎服。

夏宜：

六和汤

藿香叶　厚朴姜汁炒　杏仁去皮、尖　西砂仁　木瓜　赤茯苓　白术土炒　人参　扁豆炒　甘草酌量加减轻重

姜、枣引，水煎服。

秋宜：

藿香正气散

藿香叶　大腹皮酒洗净　紫苏　茯苓　白芷各六分　陈皮　白术土炒　厚朴姜汁炒　桔梗　甘草各四分

姜、枣引，煎服。

冬用：

理中汤

白术土炒，一两　人参　炮姜　甘草各五钱

枣引，水煎服。

六六、胎前心痛不可忍，亦是胎气不顺，宜服：

顺气散

草果一个　延胡索八分　五灵脂一钱　滑石八分

酒煎半，饥时服。

六七、胎前忽然倒地，此乃血气荫儿，母欠精神，承胎不住，目花眼昏，一时倒地，不须服药，饮食滋补可也。胎前不语，不必用药，产后自愈。

六八、胎前大便虚急，此乃脾土燥，大便涩，只宜理脾通大肠，不可用硝黄下之，宜用：

枳实汤

枳实一两

水二钟，煎七分，不拘时频频炖服。

若大便燥结，用阿胶一钱五分，条芩一钱，当归二钱，防风一钱，苏梗一钱，麻仁二钱煎服。

六九、胎前遍身瘙痒，出风痹。此症有风，不可服药。用樟脑和酒洗之。

七十、胎前阴门甚痒。此有孕后，房事不节，阳精留蓄，故尔作痒。宜：

川椒白芷汤

川椒一两　白芷一两五钱

水煎服，渣煎洗之。

七一、胎前两乳肿痛，作寒作热，名曰内吹，宜用：

皂角一条，烧灰存性

酒送服，立消。

七二、胎前咽痛，胃有痰涎，宜去寒化痰。用：

升麻桔梗汤

升麻　桔梗　生甘草各八分　防风　玄参各一钱

水煎服，二剂即安。

七三、胎前渴消。此乃血少，三焦火炽而然。治宜：

加味四物汤

熟地　生地　当归　川芎　白芍　黄柏轻重酌用

水煎服。

或服六味丸，亦妙。

七四、胎前耳鸣，此是肾虚，治宜猪肾丸。详第六十三症胎前腰痛条。

临　产①

七五、临产水干，孩子不下。可用益母散生其水，水至胎下。若闭而不生者死。

益母散

益母草三钱　白芷　滑石各一钱　肉桂八分　麝香一分

煎服。

---

① 临产：据本章总论"经产圆机"……列为调经、胎前、临产、产后、乳病五条，增补。据底本版心亦可补。

七六、难产秘传方：用高墙上蛇蜕一条，要头向下者，新瓦上焙干为末，加麝香三分，乳调为膏，贴脐上即产。产下宜速去，切勿久贴。

七七、胞衣不下。此症多因身弱血少水干所致。宜用川归汤。衣在胸膈者，难治。若在小腹，用破灵丹。妇人面色青黄，口舌黑，指甲青，此子死也，当用香桂散打下死胎，急救其母。若面色青黄，指甲红色，不可轻用，因其子犹生，用：

川归汤

川芎二钱　当归一钱　益母草三钱

和老酒煎服，即下。

破灵丹

红花一两　苏木五钱

生酒煎服。

香桂散

麝香五分　官桂末三钱

葱汤调下，即出。

七八、月足宜八珍汤服十数剂，再无难产之患。

八珍汤 详论列总方

七九、将破胎涩难产，用蜜、香油、酒各半盏，煎滚温服。

八十、分娩交骨不开，或五七日不下，垂死者用：

加味芎归汤

生男女妇人头发一握洗净烧灰存性　自死龟板一片，或占过者亦可，酒炙脆打碎　川芎　全当归各一两

水酒各半，煎服。

产妇不能饮酒者，用水煎药，投入黄酒一小杯服下，不问生死胎自下。不下，急宜再服其他催生药。皆受伤，不可轻用。或用龟壳火烧，用老酒、醋浸四五次，研末四钱，用老酒、香油、蜜各半盏，鸡子清调敷，阴户即开。

八一、方产之时，未进饮食，用生化汤加减，屡用屡验。

生化汤

川芎三钱　全归身八钱　炙草五分　炮姜四分　桃仁十五个

水两钟，煎七分，加酒半盏温服，连进三服，则血块速化，新血骤长，自无晕厥，且产妇精神倍增，不可厌频。若常一日一服，速能挽回将绝之气血也。

素弱见诸危症，前汤不拘帖数，服至病退止。

劳甚血崩，形色脱，前汤加人参一钱，频服无虞。

汗多气促，前汤加人参二钱。二汤敢用参者，以加在生化汤内，不能滞瘀血也。血块痛只频服前汤，块消痛止。凡一应破血之药不可用，多致崩晕，戒之。贫者参不可得，若遇素弱见诸危症或汗多气促，以棉黄芪蜜炙八钱加制附子一钱代之。服数剂后，渐加熟地二钱。予屡治产后，以此方投之，无不神效。乙未秋，内人怀孕，九月因崩而堕，气血大亏，即以前汤加黄芪、熟地，每日一服，至十日便觉身体健旺。若素弱者，服至十剂后，宜将桃仁减半。

产　　后①

八二、产后血气痛。此乃余血不尽，腹中作痛，遍身发热，

---

① 产后：据本章总论"经产圆机"……列为调经、胎前、临产、产后、乳病五条，增补。据底本版心亦可补。

恶血在腹，当去其血热自退矣。宜用红花当归散。详第六症行经气虚条。

八三、产后血尽作痛。此乃腹中虚痛。若有潮热，亦是虚潮。宜：

加味四物汤

当归　川芎　熟地　白芍　乌药　小茴　乳香制，去油　没药制，去油　五灵脂

酌量轻重服之。

八四、产后血晕，劳倦气竭，血脱气绝，痰火乘虚泛上。用：

从权急救汤

当归六钱　川芎三钱　炮姜四分　桃仁十粒　炙甘草　荆芥各五分

如劳甚或血崩，或汗多，形气脱而晕，加人参三钱，肉桂四分，急服一二帖，其效如神，不可疑参为补而不服。其产室时以铁器烧红放醋盆内，房中转游数次，使产母常闻醋气。

痰泛上加橘红四分；虚甚亦可加人参八分；肥人加竹沥。如瘀血不下，再用：

四味散

血竭　没药　当归　延胡索等分

童便一杯，同酒煎服，两剂自下。

八五、产后咳嗽。因伤风所致。宜小青龙丹：

小青龙丹

甘草　干姜各五分　杏仁去皮、尖，一钱五分　制半夏一钱　五味三分　姜三片

水煎服。

八六、产后子宫突出。用鲤鱼烧灰存性，清油调搽数次即愈。

八七、产后阴户痒。用川芎、当归、白芷、胆草、甘草煎，水洗，即愈。

八八、产后一月恶露重来，如流水不止，昏迷倒地，不知人事，此乃生产一月，夫妇交媾，摇动骨节，以致血崩。急用：

金狗散详第七症经来十日半月条。

八九、产后泄泻，气急不止，烦热口渴。此内虚外热，必死之症。

九十、产后舌黑如尘，口干绝无津液。此乃肾败，必死之症。

九一、产后谵语，又水泻。此乃恶血攻心，下虚上盛，必死之症。

九二、产后厥症。乃劳倦、脾虚所致。宜：

大补回阳汤

人参　川芎各二钱　当归身四钱　炙草四分　桃仁十粒　炮姜四分

枣引煎，连进二服，即效。

若渴即佐以麦冬去心、人参各二钱，五味子一钱，煎水代茶，助津，此确理也，不可游移。若血块痛止而厥，宜用：

养血益气汤

川芎　白术　黄芪炙，各一钱　当归身　人参各三钱　熟地二钱　炙草四分　麦冬去心，一钱　五味子十粒　制附子一钱

汗多，加麻黄根、枣仁炒各一钱；大便难，加肉苁蓉酒洗，

去鳞甲二钱。晕、厥二症，皆气血并竭，非大剂急服不能挽回，切记。

九三、产后血崩。若血多紫赤，乃败血也，非崩。如鲜红血，乃是血脏有伤，宜急治之。

川芎一钱，去汗　当归连头带身，去尾要净，恐其性滑，用土拌炒略干去土，凡用止血当切记之。四钱　黑姜二分　荆芥穗炒黑，六分　炙草四分　白芷五分

枣煎服。

若血块痛，形脱汗多，气促，加人参二钱，否则不加参。如血块痛止，用：

升举大补汤

川芎　麦冬去心　炙芪各一钱　人参二钱　归身　白术各二钱　熟地三钱　陈皮　炙草　白芷　荆芥穗　升麻　血余炭各四分

汗多，加麻黄根四分、浮麦一钱；便难，加肉苁蓉一钱酒洗，去鳞甲；痰，加川贝母六分；咳嗽，加桔梗、杏仁去皮、尖各一钱。余病大忌峻利之药，少加川黄连三分，以坠火亦妙。若诸药无效，经久不止，察其症无恶露阻滞者，用：

椿生两地饮

椿根白皮向东引者，掘起，去粗皮用白皮，五钱，陈醋炒干　地榆去梢，炒黑，三钱　熟地八钱

水两碗，煎八分，服之立止。

此方与下两方皆豫录自定方也，屡用屡验，但崩症初起不可骤用。万一欲求速效，无论有瘀无瘀，若早投之，为害不浅，慎之。再，血崩止后，用：

白芍酒炒，二钱　当归身照前制，三钱　川芎一钱，去汗　北沙

参二钱　熟地五钱　生地二钱　龟胶四钱，用蒲黄三钱拌炒，有阿胶更妙　牡蛎煅，一钱

水煎服。四剂后，将沙参换人参，不拘多少。若无参，以把党参代之。

或崩止而淋浊更甚，脚软无力，日间仍服前方，五更时用金钗石斛三钱，剪碎，先将水三饭碗煎至两碗，再加白果肉二十个，红枣十五个，百合一两，同石斛煮熟，去石斛，连汤可食。若无百合以黑豆一撮代之。烦躁不眠，虚火上升，前方加天冬去心一钱半，麦冬去心一钱，竹叶十片去头尾。

九四、产后血亡气脱。言语不接续，似乎喘症，实非喘也。有血块，宜：

加参生化汤

川芎二钱　归身四钱　炙草五分　炮姜四分　桃仁十个　人参二钱

连进二三服，枣肉引，水煎。

无血块，前方加炙芪、白术土炒各一钱，陈皮四分；手足冷，加熟附五分；渴加麦冬去心一钱，五味子十粒；伤食加神曲炒、麦芽炒各一钱；伤肉，加山楂、砂仁各五分。

九五、产后面黑发喘。此乃瘀血为患。宜：

人参二钱，另煎　苏木四钱

煎好，投入参汤服之。

九六、产后气血两虚，神魂无依，妄言妄见。连进大补剂十数帖方效，不可求速。痛未止者，宜：

宁神汤

川芎一钱　当归三钱　炮姜四分　炙甘草四分　茯神一钱　桃

仁十二个　人参二钱　柏子仁去油，一钱　陈皮三分　益智八分

枣煎服。

真知瘀血不行，合：

失笑散

生蒲黄　生灵脂各三钱

痛止者，宜：

滋荣益气复神汤

川芎一钱　当归　熟地　人参各二钱　炙草四分　炙芪　白术土炒，各一钱　枣仁炒　柏子仁去油　茯神　益智各一钱　陈皮三分　麦冬去心，一钱　五味十粒，蜜炙　圆眼肉二钱

莲肉三钱为引，水煎服。

九七、产后伤食。不可专用消导。痛未止者，宜：

川芎二钱　当归五钱　神曲炒　麦芽炒，各六分　炮姜　炙草各四分　桃仁十个　山楂　砂仁各五分

伤寒物，加吴萸一钱，肉桂五分；虚人，加人参。

痛止用：

健脾消食汤

川芎一钱　当归三钱　炙草五分　人参二钱　白术土炒，一钱五分　山楂　砂仁各五钱　神曲一钱　麦芽五分

余照前，或用揉按，或用曲熨法，亦妙。

如误服峻药，不思谷，用：

活命丹

锅焦饭研粉　人参三钱

水煎先用一钟，送饭焦二三匙，后渐渐加多，以引胃气。参须另煎，不可用药锅，恐闻药发呕。

九八、产后忿怒气逆。痛未止者：

川芎二钱　当归六钱　炮姜四分　木香二分　陈皮三分

若怒后伤食，照前伤食治，酌量增减。

九九、产后类疟疾，寒热往来，应时发作，或日晡夜间更甚，或有汗或头汗不及身足。乃元气虚弱，孤阳绝阴。宜滋荣益气汤，不可用疟疾方。

滋荣益气汤

川芎　麦冬去心，各一钱　当归三钱　炙草五分　人参　熟地各二钱　炙黄芪一钱　白术土炒，一钱五分　陈皮四分

或加柴胡八分，青皮三分，乌梅两个。

有汗加麻黄根一钱；如明知感寒，头痛无汗，用生化汤加羌活、防风各一钱、葱头须五根以散之。

如头痛无汗，用：

养胃汤

川芎一钱　当归三钱　藿香四分　炙甘草四分　茯苓　苍术　人参各一钱　陈皮四分

有痰加竹沥、半夏。

一百、产后七日内外，发热头痛，胁痛。此乃气血两虚，阴阳不和。不可发汗，勿作伤寒二阳症治。用：

辛散汤

川芎一钱五分　当归三钱　干姜略炒，四分　桃仁十个　炙草四分　白芷八分　羌活　细辛各四分　葱头须五个

煎服。如虚，加人参。

百一、产后潮热有汗，大便不通，口燥舌干而渴，或汗出，谵语，便秘。用：

川芎一钱五分　当归二钱　炙草五分　桃仁十个

便秘，加肉苁蓉一钱酒洗，陈皮四分炒，麻仁二钱；汗多，加炙黄芪、麻黄根各一钱，人参二钱；燥渴，加麦冬去心、人参各一钱；腹满便实，加麦冬一钱，枳壳六分；汗出谵语，用茯神、志肉用甘草炒、枣仁炒、柏仁、炙嫩芪、人参、白术土炒各一钱。若明知感寒，照上类疟治法。大抵此症属虚者居多，不可轻易。大便日久不通，非大料芎、归至斤数不能取效。或用芝麻一升和米二合，煮粥食亦可。

百二、产后口噤，筋搐，类中风。此因气血不能荣卫，勿用风痰药，方产止用生化汤，连三服后即加人参，少佐橘红、炒芩。如痛止，用：

滋荣活络汤

川芎一钱五分　当归三钱　熟地二钱　炙嫩芪　茯神　天麻麦冬去心，各一钱　陈皮　荆芥　防风　羌活各四分　川连姜炒，三分　人参三钱

痰，加半夏制。余症悉照前加减。

百三、产后中风，恍惚语涩，四肢不利，用：

天麻汤

天麻　防风各五分　茯神一钱　川芎七分　枣仁炒，一钱　羌活七分　人参　志肉甘草水制　山药　柏子仁各一钱　麦冬去心，一钱　细辛四分　南星曲　半夏曲各八分　当归一钱　石菖蒲八分

炼蜜为丸，朱砂为衣，开水送下三钱。

百四、产后亡阳脱汗。方产形色脱，漐漐汗出，为脱汗。速灌加参生化汤，倍参以救危急。

百五、产后虚汗不止用：

卷二

七七

麻黄根汤

当归身二钱　炙嫩芪一钱五分　麻黄根一钱　桂枝五分　人参
牡蛎煅　浮麦　麦冬去心，各一钱

渴，加麦冬去心一钱，五味子十粒；痛止，加白术土炒一
钱，熟地三钱；手足冷，加熟附一钱，炮姜四分；恶风寒，加
防风五分；肥人，加竹沥一小盏，并间服六味丸加黄芪，五味
子煎汤下。

百六、产后盗汗，非六黄汤能治，宜：

止汗汤

人参二钱　当归三钱　麻黄根一钱五分　熟地三钱　炒黄连五
分　浮麦一钱

百七、产后口渴，小便不利，用：

生津饮

炙黄芪一钱五分　人参　生地　麦冬去心，各二钱　五味子十
粒　当归三钱　茯苓八分　炙甘草　升麻各四分　葛根一钱

渴甚，以生脉散代茶。不可疑而不用。余病参前方加减。
一切降火利便药必不可用。单渴，用人参、麦冬、小麦、花粉、
炙芪、当归、竹叶。

百八、产后口噤。背反气微类痉症。汗多，用川芎、当归
二钱，麻黄根一钱，桂枝、防风、羌活、羚羊角、天麻各六分，
制附子、炙草各四分。

如无汗，筋挛，防风、川芎各一钱，当归二钱，枣仁炒
五分。

百九、产后泄泻。此因气虚，兼食兼湿，痛未止，用川芎、
茯苓各二钱，当归一钱，炮姜五分，炙草五分，莲肉八粒。

痛止，加川芎一钱，当归一钱，炮姜四分，炙草五分，人参一钱，肉蔻一个面包裹煨熟，去油打碎，白术二钱，陈皮五分，泽泻四分。

下清水为寒，加炮姜八分，砂仁五分；酸臭气为食积，加神曲炒、砂仁、山楂、麦芽；色黄赤肛门痛为热，加炒黄连五分；米食不化加砂仁、山楂、麦芽；少食不安，泻即觉安快者，亦以食积论；稍久加升麻五分；水多加苍术一钱。

百十、产后完谷不化。乃脾伤也。非胃苓能治。痛未止，用川芎一钱，当归四钱，炮姜四分，炙草五分，桃仁十个，益智一钱，茯苓一钱五分，砂仁一钱；痛止，用川芎、当归、茯苓、白芍、益智各一钱，人参、白术各二钱，炮姜、炙草各五分，莲肉八粒，肉蔻一个制；如水多，加泽泻、木通各八分；泻痛，加砂仁八分；渴，加麦冬、五味子；寒，倍炮姜，加木香四分。余治同上。若泻久，用六君子汤加肉蔻、木香。久泻痢虚者，用：

参香散

人参　木香各二钱　肉蔻　茯苓　扁豆炒,各四钱　陈皮　粟壳各一两

为末，米饮下。

百十一、产后痢疾。最难补泻。七日内用：

川芎二钱　当归五钱　甘草五分　桃仁十个　茯苓一钱　陈皮四分　木香一分　砂仁三分

七日外加白芍、黄连炒、莲肉、厚朴姜汁炒各五分；胃气虚，泻利黄色，补中益气汤加木香；伤食，照前伤食门加减；四肢浮肿，用六君子汤合五皮饮，在后备用方。

百十二、产后霍乱。皆因气血虚损，伤食感寒。痛未

止，用：

六合汤

川芎　当归　干姜生用　甘草　砂仁　陈皮　藿香　茯苓
生姜

痛止，手足冷者：

附子散

白术土炒　当归各二钱　陈皮　干姜　丁香　人参各一钱　附
子制，五分

手足不冷者，用白术土炒、当归、厚朴、茯苓、人参、草
豆蔻、生姜。

百十三、产后呕逆。用生化汤加藿香、姜半夏、砂仁、生
姜、陈皮。痛止，加白术、前胡，去桃仁。

百十四、产后水肿。脾胃虚者多。人参、白术各二钱，白
芍一钱，陈皮五分，木瓜八分，紫苏、木通、茯苓各一钱，大
腹皮、苍术、厚朴姜汁炒各四分。因寒湿伤，加姜、半夏、生
姜、苏叶。用五皮饮亦可。

百十五、产后怔忡惊悸，惟调脾胃，补心血。方产但服生
化汤即愈。痛止，用：

归脾汤

茯神　枣仁炒　炙芪　人参　麦冬各一钱　志肉八分　当归
二钱　白术土炒，一钱　龙眼肉八个　木香二分　炙草四分

虚烦，加竹茹；痰，加竹沥、姜汁，或更加柏仁。素壮火
盛者，用：

安神丸

川黄连炒　生地　归身各三钱　炙草五分

蒸饼，丸桐子大，朱砂为衣，每服四十九。

百十六、产后骨蒸，先服：

清骨散

柴胡　前胡　黄连　乌梅各八分　猪骨髓一段　韭白十根

煎成人猪胆汁少许。服后，用：

保真汤

炙黄芪　川芎　地骨皮各八分　人参　茯苓　白术　麦冬
白芍　枸杞　生地　熟地各一钱　甘草四分　当归　天冬去心，各
二钱　五味子　黄柏炒，六分　知母炒，一钱

枣煎服。

百十七、产后胃脘痛。因伤寒冷，用生化汤加肉桂、吴萸。
伤饮食照前加。便秘，加肉苁蓉。如不止，用蒲黄二钱五分，
五灵脂一钱四分，木通一钱，赤芍、没药各一钱，延胡索、姜
黄各一钱五分，盐卤一滴，水打成丸梧子大，每服三钱。如喜
按少止，是虚，当补。

百十八、产后腹痛。系血块痛者，但服生化汤；利久，调
失笑散详九十六症产后气血条加元胡一钱。如虚寒痛，用生化汤
加白芍炒、桂枝各五分，痛止减去。伤食，照前加。

百十九、产后小腹痛。系血血块痛者，用生化汤加元胡一
钱。如无块喜按，属虚，加熟地三钱，肉桂一钱。

百二十、产后骨节痛、头痛，用：

当归　人参　炙黄芪　生姜　淡豆豉　韭白

取猪肾熬汁，煎服。

百二一、产后遍身痛。非伤寒，由气血虚弱兼有滞。宜：

起痛汤

当归二钱　甘草三分　白术　牛膝　独活　肉桂各八分　韭

白八根　姜三片

　　煎服。

　　百二二、产后腰痛。属劳伤或风寒所乘。用：

养荣壮肾汤

　　当归二钱　独活　桂心　川芎　杜仲各八分　续断八分　防
风四分　桑寄生八分

　　姜煎。

　　二服后不止，虚也，加熟地三钱；失血过多者，加当归二
钱，炙芪、白芍各一钱五分。

　　百二三、产后虚肿因败血者，用当归、赤芍、桂心各一钱，
没药、琥珀各一分，麝香、细辛各五厘，炙草二分，共为末，
每服五分，姜汁酒调下。因脾虚水不利者，照前服。

　　百二四、产后不语。用：

七珍散

　　人参　石菖蒲　生地　川芎各一钱　细辛二分　防风五分
辰砂五分　薄荷一分

　　合生化汤服。

　　百二五、产后小便数，用

　　肾气丸加益智。肾气丸详百三十五症脚肿条。

　　百二六、产后鼻血不止。犀角、生地、赤芍合二味参苏饮。

　　百二七、产后足膝肿或痛。用：

独活寄生汤

　　川独活九分　桑寄生　杜仲　牛膝　官桂　茯苓　防风　川
芎　当归　人参　熟地　白芍　秦艽各六分　甘草一分

　　姜煎服。续断亦可代寄生。

百二八、产后恶露不行。只服生化汤倍桃仁调失笑散，不可用大黄等峻药。

百二九、产后恶露不止。用当归、川芎、熟地、白芷、升麻、血余炭各一钱。

百三十、产后筋痛气滞。用当归一钱五分，白芍、桔梗各六分，槟榔、枳实各三分，桂心、青木香、柴胡各二分半。

百三一、产后头痛血虚，当归、川芎各二钱五分；有汗是气虚，加人参、桂心；感寒加天麻、白芷、羌活各四分。

百三二、产后拘挛。用：

舒筋汤

羌活　姜黄　炙甘草各二钱　海桐皮　当归　赤芍各一钱
白术土炒，一钱　沉香少许

姜煎。

参前治。

百三三、产后烦躁有瘀血。生化汤调失笑散。痛止是虚，或有热。用：

人参当归汤

人参　当归各二钱　熟地　麦冬各二钱，去心　肉桂四钱　白芍一钱　生地八分　竹叶十片，去头、尾

水煎服。

百三四、产后发热。用当归、川芎、黄芪、人参、白术、茯苓、炙草、炮姜。有兼症，照前加。大热面赤大渴，脉洪大而虚者：

炙嫩芪　当归各等分
煎服。

百三五、产后脚肿或肚肿，或成鼓肿。用：

金匮肾气丸

熟地四两　茯苓三个　山药　山萸肉　泽泻　丹皮　牛膝　车前　官桂各一两　制附子五钱

蜜丸服，立效。

百三六、产后吃忒，气不顺也，以可异事或费思索事出其不意叩之，令其思维立止。或用羌活、制附子、小茴香各五分，木香、生姜各二分半，盐一捻，煎热服，立效。

百三七、产后咳嗽。用：

前胡　紫菀　川贝母去心　桑白皮蜜炙　茯苓　当归　川芎　干姜　紫苏各一钱

煎服。

百三八、产后小便不通。用金匮肾气丸，可加减用。兼口渴，方见前。

百三九、产后大便不知。用补中益气汤加肉蔻制、故纸盐水炒。

百四十、产后小便下血。用金匮肾气丸去桂、附，加生地、发灰。

百四一、产后大便下血。宜用四君子汤加生地、升麻、归身、白芍、发灰。

百四二、产后阴户脱下。用八珍汤加炙芪、防风、升麻蜜炙，各五分。

百四三、产后产门不闭。用十全大补汤服数帖，再用补中益气汤加五味子，煎服。

产后生化汤论增单南山①著

产后气血暴虚，理当大补，但恶露未尽，骤补恐滞瘀血。
能化又能生，攻块无损元气，行中又带补方，谓万全无失。世
以四物汤芎、归、芍、地理产，误人多矣。因地黄性寒，芍药
酸敛，滞血故也。产后恶露作块疼痛，名曰儿枕。世多专用消
散，然后议补。又有消补浑施，终无成效。不但旧血虽当消化，
新血亦当生养，若专攻旧血则新血亦不宁矣。世以济坤丹，又
名回生丹治，以攻血块，下胞胎，虽见速效，其元气未免亏损，
幸获平安，究非良剂也，不得已而用之，下胞胎只可一丸，不
宜多服。夫生化汤因药性功用而立名也，盖产后血块当消，新
血宜生。若专消则新血不宁，专生则旧血反滞。故药性芎、归、
桃仁三品，善破恶血，骤生新血，佐以黑姜、甘草，引三品入
肺、肝，生血理气，五味共方，则行中有补，化中有生，实产
后之要药也，故名生化汤。凡病起于血气之衰，脾胃之虚，而
产后尤甚，是以丹溪先生论产，必当大补气血为先，虽兼他症，
以末治之，此尽医产之大旨。若能扩充，用药立方，则治产可
无大过矣。夫产后忧、惊、劳、倦，血气暴虚，诸症乘虚易入。
如有气，毋专耗散；有食，毋专消导；热，不可用芩、连；寒，
不可用桂、附。寒则血块停滞，热则新血崩流。至若虚中外感，
见三阳表症之多，似可汗也，在产后而用麻黄，则重竭其阳；
见三阴里症之多，似宜下也；在产后而用承气，则重亡阴血。
耳聋胁痛，乃肾肝恶血之停，休用柴胡；谵语汗多，乃元弱似
邪之症，毋同胃实。厥由阳气之衰，无分寒热，非大补不能回

---

① 单南山：清初医家，浙江绍兴人。精于妇产科，撰有《胎产指南》
八卷。

阳而起弱；痉因阴血之亏，不论刚柔，非滋荣不能养筋而活络。又有乍寒乍热，发作有期，类于疟也，若以疟治，迁延难愈；神不守舍，言论无伦，病似邪也，若以邪论，危矣可待。去血过多而大便结燥，苁蓉加于生化，非润肠和气之能通；患汗过多而小便短涩，六君倍用参、芪，必生津助液之可利。加参生化频服，救产后之危；长生活络屡用，苏绝谷之人。颓疝脱肛，多是气虚下陷，补中益气之汤堪用；口噤拳挛，乃因血燥类风，加参、生地之汤最宜。产户入风而痛甚，服宜羌活养荣方；玉门寒冷而不闭，洗宜床、菟、萸、硫辈。怔忡惊悸，生化汤加定志；似邪恍惚，安神丸助归脾。因气而满闷虚烦，生化汤加木香为佐；因食而酸嗳恶食，六君子加曲、麦为良。苏木、棱、蓬大能破血；青皮、壳、实，最消胀满。一应耗血散气之剂，汗吐下三法之用，可施于少壮，岂宜于胎产。大抵新产之后，先问恶露如何。块痛未除，不可遽加芪、术；腹中痛止，补中益气无疑。至若亡阳脱汗，气虚喘促，频服生化汤加参，是从权也；又如阴亡大热，血崩厥晕，速煎生化原方，是救急也。王太仆云：治下补下，判以缓急，缓则道路远而力微，急则气味厚而力重。故治产当遵丹溪而固本，服法宜效太仆而频加。凡任死生之奇术，须着意以拯危；欲求俯仰之无愧，务存心于爱物。此虽未尽产症之详，然所阅之症，皆援近乡治验为据，未必无小补尔。

产后血块是孕成余血之所积也。妇人血耗气衰，有孕则经不行，其余血注于胞中，以护胎元。一月始名胚，二月始名膏，三月成形而名曰胎，方受母之荫庇。胎形尚小，食母血尚有余汁，前两月并积于胎中，月久成块，至产随儿当下，多有产妇劳倦无力，或失调护，腹欠温暖，至血块日久不散。幸勿轻服攻血峻剂。姜、椒、艾、酒过于太热，新血未免亏损。治法：频服生化汤几帖，使气血兼行，外用热衣暖腹，自然块消痛减。

时俗治血块用生地、红花以行之，苏木、牛膝以攻之。治气胀用乌药、香附以顺之，枳壳、厚朴以舒之，甚有青皮、枳实以下气定喘，芩、连、栀、柏以退热除烦。至若血枯便实，反用承气下之而愈。结汗多、小便短涩，反用五苓通之而愈闷。其有偏头，罔知固本。有谓山楂能消血块，无害弱人，每见用之而危者多矣。生化汤，凡有孕至七八月者，须预制两帖备之。至胞衣一破，速煎一帖，候儿下地即服，不论正产、小产、难产，虽少壮产妇，平安无恙。亦宜服两帖，以消血块，生长新血。

生化汤歌诀

生化当归用八钱，芎三姜草五分煎。

桃仁十粒加黄酒桃仁去皮、尖，产后生新百病全。

水二钟，煎至七分，和酒六七茶匙热服。其渣并后帖再煎，两帖共三煎。要在一二个时辰内未进饮食之先，相继煎服。因下焦恶露，服多而频，则速化而骤长新血，自免晕症。其胎前素弱，产后劳倦，又当再制两帖，以防怠倦，产妇多服一帖便长几分精神，不厌药之频也。若虚人见危症，又热症堕胎，或劳甚身热头痛，服四五帖，虽获少安而血痛未除，又当再制服之。产后七日内未曾服生化汤，血块痛未除，仍用生化以消块止痛。新产后及三日服生化汤二三帖，痛块未除，再照前方服几帖，自然块消痛止，新血长旺，精神自复矣。

产后七日内血块未除，不可加参、芪、白术，如用之，痛不止。

分娩或一二日内，血块痛未止，其产妇气血虚脱，或晕或汗多而厥，或形色脱去，口气渐冷，或烦渴不止，或气喘气促，毋用论块痛，从权多用参芪生化汤以扶危急。

暑月产妇服生化汤以除块痛，外用热衣以暖腹为主。若失于盖护，虽然服药，痛块亦不能止。

产后大便八九日不通，由血少肠燥故也。宜多服生化汤加麻仁以通润之，归、芎竟以斤计，自然通矣。虚加人参一二钱，慎勿以大黄通之。

产后一二日内，服生化汤三四帖，块觉减少，其痛可揉按而定者，虚也，宜生化汤加人参。

产后七日内，外感风寒，内伤冷物，血块凝结而痛，生化汤内加肉桂五六分。至半月或一月以上凝结，生化汤加红花、丹皮、肉桂各三四分，延胡索六分。产后晕厥、脉脱、形脱、口冷诸危症，惟参可救。肥人有痰，或暴怒卒中，生化汤加竹沥、姜汁。

产后危急十症，开后以便乡村僻壤。不须求医，稳妥之至。

产儿下地，产母血晕，速速服生化汤三四帖，连服神效，且服一帖产妇自觉精神倍增，不厌进药之频也。

产妇禀弱，及胎前症患虚劳，产毕倦晕，连服生化汤一帖，第二帖加人参一二钱在生化汤，连服二三帖，以救危急。

产妇血崩、血晕，宜速服生化汤。

分娩后汗浸浸然，出气短，神昏，乃危症也。连服生化汤二帖，第二帖宜加人参以救急。胎前泻产后不止，昏倦同治。

产后身热，汗出气促，咽塞不舒，乃危症也。宜服生化汤一帖，又连服加参生化汤，庶可回生。

产后血崩晕倦，其身心温暖，挖开口，连灌加参生化汤救之。如不咽，用鹅毛插入喉中灌之。

产后手足冷而厥，或口燥渴，乃大虚危症，须大补始可回生。服加参生化汤。渴用人参麦冬散，煎以代茶。

产后血崩气脱烦躁不宁，目眩似邪，言语不止，速服生化汤，头煎后服定志养神汤，毋信邪以惊之。

产后日久不食，服药即吐，必须独参二三钱，着姜三片，白米一大撮，水煎服，以安胃气。夫胃所喜者惟谷，日久不食，胃气已虚，岂胜药气。即煎参亦须另用新瓷。

产后手足冷发厥，由阴阳并虚。经曰：阳气衰于下，则为寒厥。厥气上行，满脉去形。盖逆气上满于经络，则神气浮越，去身而散也。宜用加味生化理中汤：

川芎一钱　当归三钱　干姜五分　甘草炙，五分　人参三钱
黄芪一钱

服参而厥回，痛块未除，暂停参、芪，加桃仁十五粒，水煎服。

渴加参麦散；痛块除仍加参、芪。

人参二钱　门冬一钱　五味子十粒

手足冷，口气渐冷，加熟附子五分，人参二三钱；痰，加橘红五分，竹沥半盏，姜汁二匙；汗，加黄芪一钱；血块痛，加肉桂五分；虚弱甚，加人参三四钱；大便不通，加麻仁一钱五分，毋用承气汤，虽热亦不用。寒厥，不可用四逆汤；热厥，不可用白虎汤。大抵产后厥症，气血两虚，多脉脱之症，用药必大补，少佐附、桂可也。

胎衣不下，由产母无力送衣。又有经时已久，外乘冷气，则血道凝涩。又产母胎前素弱，气血枯涸，而衣停不能运送。速煎生化汤，大料连进二三钟，使血旺腹和而衣自下，兼送益

母丸，次用鹿角灰。

益母草端午后小白日收，当风处挂阴干，石臼捣为末，蜜丸弹子大，临卧掐散盛汤，锅炖热，生化汤送下。

调护法

胎衣不下，产妇坐守，不可睡倒，必先断脐带，用草鞋滞之。如寒月，扶产妇至床，倚人坐定，被盖火笼于被中，烘热腹暖，其胞自下。下后防虚，速服生化汤二盏。不可厌药之频，多服自有妙处。济坤丹下胎衣极妙，不可多服，至二三丸为度。《丹溪纂要》[1] 下胎衣用朴硝神效。殊不知，虚弱人反有大害，宜禁用。

如圣膏

治胎衣不下。

蓖麻子二两　雄黄二钱

共研成膏，涂母足心，下即速去。

加参生化汤

治产后诸危证通用，一日一夜须连服三四帖，若照常一日一帖，岂能接将绝之气，救危急之病哉！

川芎四钱　当归八钱　干姜四分，炙黑　炙甘草五分　桃仁去皮、尖，十粒　人参二钱

虚脱去汗多，加参三四钱，枣汤煎服。

加减法

脉与形俱脱，似有将绝之症，必服此方，频频灌救，加矾

---

[1]　丹溪纂要：即《丹溪先生医书纂要》，明代医家卢和辑，成书于明成化二十年（1484）。书凡四卷，收载内、外、妇、儿各科病证77种。

四五钱于生化汤内。分娩后手足厥冷，发汗，加参三四钱；产后左右脉脱，亦宜加参；产后汗多，加参三四钱；汗多而渴，加参、麦冬三钱；汗多痰喘，加竹沥、姜汁、杏仁十粒；汗多喘嗽声重，加桔梗、杏仁五分；无汗喘嗽气短，加制半夏一钱，杏仁去皮、尖十粒，桔梗五分；汗多身热气短，加参；汗不止，三四剂后加炙黄芪一钱。凡产三日内血块痛未除，人参当缓用。若遇危急，加参可救。如病势有生意，又当减参，只服生化汤原方。

加味生化汤

治产后气短，似喘非喘，气不相接续也。有兼热，有兼痰，有兼他症一二者，但气短促，此危急之症也。当大补气血为主。虽兼风寒头痛，发热恶寒之症，唯当重产，且生化汤有芎、姜，再佐以表剂，极稳当。专门伤寒者，慎勿发散。丹溪云：产后切勿发表为要。

川芎一钱　当归二钱五分　炙草五分　干姜四分　桃仁十粒
人参二钱　枣仁炒，一钱

又：加参生化汤。

治产后汗出气短。

人参二钱　桃仁十粒，去皮、尖　麻黄根一钱　枣仁炒，一钱
浮麦一撮

渴加麦冬一钱，五味子十粒；嗽加杏仁十粒去皮、尖，桔梗五分。

痰，加竹沥一酒杯，姜汁半茶匙；汗，加炙黄芪一钱。

加味生化汤

治产后气短，痰嗽声重，出汗。

川芎一钱　当归三钱　炙草四分　杏仁十粒, 去皮、尖　枣仁炒, 一钱　桔梗四分　人参二钱　制半夏八分

汗多, 加黄芪一钱。前症汗多, 加黄芪、人参; 如块痛不除, 暂停参、芪。

产后汗多, 微喘气短, 出言懒倦之甚, 是气虚血脱。速服前药, 外须时用醋、炭以防晕。

加味生化汤

治产后头痛发热, 气急喘汗。

川芎二钱　当归三钱　人参三四钱　枣仁炒, 一钱　麦冬去心, 一钱　炙草五分　陈皮三分　杏仁去皮、尖, 七粒

产后喘汗, 危症也。人多疑参助喘而不敢用, 致不救者多矣。今加参于芎归汤内, 万全无失。有等不曾用参, 医者阻误病家, 即有少用参, 多用陈皮、枳壳盐制之说, 反从耗散, 切不可信。宁用独参汤, 万无一失。

调卫止汗汤

炙芪一钱　当归二钱　麻黄根一钱　炙草五分　防风五分　人参一钱五分

虚甚多, 加桂枝四分, 七日外减去桂枝, 枣一枚; 汗多而渴, 无津液, 加麦冬一钱, 五味子十粒; 汗多小便不利, 津液不足, 勿用利水药; 有痰不可用半夏、生姜, 只可用橘红四分。

产后气血暴竭, 虚汗溅溅然, 形色俱脱, 乃危急症也。难拘常法。先定痛块, 从权用调卫止汗汤二三帖以救危急。俟产妇稍有精神, 又减参芪以除痛块。

调卫从权参芪方

炙芪一钱五分　人参三四钱　麻黄根一钱五分　当归一钱　炙甘

草五分　防风三分　桂枝五分，汗少者，去之

　　加桂加参，块亦不痛，枣三枚，煎服。禁用半夏、生姜。

　　渴加麦冬、五味。寒热往来，毋用柴胡等类；头痛发热，毋用麻黄、芩、连、知、柏。产后汗多，当作亡阴论，阴亡则阳亦随之而亡，岂不危哉？急服前方，自然安矣。

　　产后气短自喘，血气犹未竭，补剂可少缓，必先用生化汤一二帖以行块定痛，然后加参。其产劳甚，及血大崩，形色又脱而喘急，此症甚危，难论痛块。急于生化汤内即加参三四钱以救危急。当于一时内连进两帖，迟则难以接续。如一日一帖，死亡立至矣。

加味生化补中益气汤

　　川芎一钱　当归三钱　干姜四分　炙草五分　人参三钱　桃仁十二粒　茯苓一钱，汁多去之，加黄芪一钱

　　渴加麦冬、五味。若日久食少，闻药气即呕，及误用寒凉等药，不能纳谷，并用独参三四钱，生姜二片和米一撮，水煎服，锅焦粉煎亦可。汗出气短，气喘虚甚，无疑不受补者难治。

　　产后汗出，多项强口噤，牙紧筋搐，类似伤寒，慎勿作伤寒治，《难经》云：汗多亡阴，阴亡则阳随亡，故曰汗多亡阳，产后血脱多汗，阴阳两亡，危症也，用加味生化汤治产后汗多。

筋搐方

　　川芎六分　当归三钱　人参二钱　炙芪一钱　麻黄根一钱　天麻一钱　炙草四分　防风三分　枣仁炒，一钱　荆芥四分

　　枣三枚，水煎服。

　　痰，加竹沥大半酒杯，姜汁半茶匙；虚，加人参三四钱；渴，加麦冬一钱，五味子十粒；脉脱神脱，加人参三四钱，附

子四分；大便不通，加麻仁二钱炒。忌姜葱、煎炒、生冷。身热，毋多用风药并芩、连、知、柏；小便不通，因汗多亡津所致，毋多用利水药，不可用小续命汤、愈风汤；半夏、南星不可多用；利水药即茯苓、泽泻、木通俱不可用。

产后血崩气脱，昏迷将绝或晕厥，牙关紧，速煎返魂汤灌之。如气欲绝，灌之不下，即将鹅毛插喉，用盏盛三四分灌之。如灌下药，腹渐温暖，不拘帖数可活。又用热手从单衣上由心揉至腹。又常烘热衣更换以暖腹。

清神返魂汤

治产后晕厥危症。

川芎二钱　当归四钱　炙草五分　人参二钱　荆芥四分　干姜四分　桃仁十粒，去皮、尖　肉桂五分

枣二枚，水煎服。

汗多，加人参二钱，炙芪一钱；两手脉伏，右手脉绝，加麦冬一钱，五味子十粒；如灌药得苏，其血块痛仍未除，减去参、芪，仍服生化汤以除块定痛，块痛止后，仍加参、芪；渴，加麦冬一钱；久不食胃气虚，闻药欲呕，用独参一二钱，水一钟，煎四分，以锅焦末渐引开胃；有痰加竹沥七分，姜汁一茶匙；泄泻，加茯苓；血块痛止，去桃仁、肉桂。此危症一日须服两三帖，可保终吉。

产后日久，血崩不止，或崩如鸡蛋大，或血片，宜大补脾胃，升举气血，少加心火之药。宜：

升举大补汤

专治产后血崩，并老壮妇人崩淋。

白术三钱　人参二钱　当归二钱五分　顶熟地二钱　炙黄芪一

钱　炙草五分　升麻四分　荆芥四分　白芷四分　陈皮四分　炒黄连四分　防风三分　黄柏炒褐色，四分　羌活四分

口燥，加麦冬一钱，五味子十粒；泄泻，去黄柏加泽泻五分，莲子十粒；有痰，加半夏一钱；白带，加苍术炒一钱。

参苓莲子饮

治产后脾泄不止，并年久脾泄症。

人参二钱　白术土炒，二钱　白芍八分　当归土炒，一钱五分白茯苓一钱　炙草四分　升麻三分　陈皮三分　山药炒，一钱　莲子十二粒，去心　姜二片

水二钟，煎服，并取药内莲子嚼以送药。大忌房劳、肝火。年久脾泄，须服百余帖。

腹痛加干姜炙黑五分；虚甚加人参三四钱。此方血崩脾泄活人多矣。此症切忌栀、柏、芩、连。

产后脾胃虚弱，有产毕即泻，必胎前预制。

生化汤服一煎后，即加茯苓一钱五分，桃仁十粒，肉果一个面裹煨，去面去油，诃子皮一钱，莲子十粒，生姜煎，服两帖。不止，加人参一二钱；小便不通，因泄亡津液，慎毋利水；如渴，加麦冬一钱，五味子十粒。

参苓生化汤

治胎前久泻，产后不止，产妇虚脱，从权服此方以扶其虚。而痛块不止，即减参、果，以除其痛。

川芎一钱　当归二钱　干姜五分　炙草五分　茯苓一钱五分山药炒，一钱　肉果一个，面裹煨，去面、去油　诃子皮一钱　莲子七粒　人参二钱　糯米一大撮

虚甚加人参；产后七日外，血块尚痛，亦服此方；血块不

痛，加白术二钱，陈皮三分；若泻兼热，毋用芩、连、栀、柏；有痰，勿用半夏、生姜；泻而渴，用参麦散以回津液。

痢疾方

产后七日内外，患赤白痢，里急后重，次数频并，最为难治。此时调气行血而推荡利邪，虑伤产后之元气。若滋荣益气而大补产虚，又虑反助痢初之邪盛。欲其行不损元，补不助邪，惟生化汤去干姜加木香以运气，则并治而不悖。再服加味香连丸调理一二日，病势稍减，可保无虞。若患褐色，后重而频，《丹溪纂要》中自有方论，须参考之。如果产妇质素厚，或半月之外热积未除，可用推荡之方及芩、连寒性之药。若产女素弱，虽产后一月，未可用峻剂以行积。再噤口痢毋用厚朴、枳壳以破气，用香、连代之。

加减生化治痢汤

治产妇七日内外患赤痢，后重而频。

川芎二钱　甘草四分　当归四钱　桃仁十粒　茯苓一钱　陈皮五分　木香三分

水二钟，煎六分，去渣，送香连丸三十粒。如产后曾服生化汤，产妇增精神，可服芩、连、芍药之类。总之，大黄切不可用。

产后血痢久不愈属阴虚，宜四物汤加人参。

产后半月外，患赤痢后重，用加连生化汤：

川芎一钱五分　当归三钱　白芍酒炒，一钱　川连六分，姜汁炒　枳壳五分　甘草四分　茯苓一钱　木香三分

水煎服。

产后泻痢，已立方论，可以酌用。大率因初产气血暴竭，

故必用生化汤加减。近日产后泻痢，多由饮食伤脾而得，故重出余意及治症十方。

凡产后必服生化汤以行块痛。痛稍止。可服后方。

一、产痢黄色，乃脾土真气虚弱，宜服加味补中益气汤加木香、肉果。

二、久泻元气下陷，大便不禁，肛门如脱，宜服六君子加木香、肉果、干姜。

三、伤面食，宜服六君子汤加麦芽炒；停谷，六君子汤加神曲炒。

四、停肉食，宜服六君子加山楂四个，砂仁四分，神曲炒一钱。

五、胃气虚弱泻痢完谷不化，宜温以助胃气，六君子汤加肉果一个，木香四分。

六、胃气弱，脾气虚，四肢浮肿，宜补中益气汤加五皮散，陈、桑、姜、苓、腹皮各一钱。

七、诸症兼呕吐，皆宜加藿香五分；痰加半夏八分。

八、诸症兼小便短涩，皆加茯苓一钱，泽泻五分，灯心三十根。

九、泻久不止，皆加莲子十枚。

十、赤痢去血过多，凡姜与木香之类，不可多用，热则血行。血痢久不愈，用人参二钱，香连丸一钱，同为末，送下。

产后胃气不和，呕吐不止，全不纳谷，分两症，立两方。

安胃行血汤

治七日内外血块痛未除，当重块，佐以温胃药。

川芎一钱　当归四钱　人参一钱　干姜五分　炙草五分　砂仁四分　藿香四分　生姜一片

水煎服。

有汗，不可用姜；七日内当服生化汤三四帖；血块不痛，呕吐不纳谷，当服加减六和汤。

又：和中汤。此二方选用。

川芎一钱　当归二钱　干姜四分　白豆蔻四分　炙甘草四分
人参一钱　茯苓一钱　陈皮三分　藿香三分　山药一钱五分

水煎服。

呕止减豆蔻。

又方名和中汤。

丁香三分　甘草四分　白术一钱五分　扁豆二钱　人参一钱
当归一钱　茯苓一钱　陈皮三分　藿香三分

姜一片，水煎服。

呕止，减丁香；受寒，加吴茱萸。

补中和胃汤

治产后呕吐，服前三方，如胃和呕止，血块痛愈，但血气不足，食少，宜服此方。

人参二钱　白术二钱　当归二钱　扁豆炒，二钱　茯苓一钱
炙草四分　陈皮四分　干姜四分　山药炒，一钱四分

产后膨胀

产妇素弱，临产又劳，气多不足，心膈不舒，胃虽纳谷，脾难转输。若产毕随服生化汤助脾健胃，自无中虚之患。其产后成中满膨胀者，大率因伤食而误用消导，因气郁而误用攻伐。又因多食冷物而停滞恶露，又因血虚，大便燥结，误下而愈胀。不知产后气血大虚，血块消后，便当大补气血。治者但知伤食用消，气郁当顺，恶露当攻，便结当下，投药一帖不效，复投

二帖，病者一医不效，又更一医。其产妇服消耗药过多，胃气反损，满闷益增，气不升降，积郁久之，兼成膨胀，医家以为尽技，病家咎及药饵。岂知消导佐于补剂内，则脾强而所伤之食消气散，逐瘀佐于养血剂中，则大便自通而恶露自行矣。屡见误用消食、耗气、下药，以致绝谷日久者，用长生活命丹而更耗者，又误而致膨胀者，仍用大补益气之剂而不致夭折，十救八九。须先用人参一二钱，送锅焦粉以救绝谷。

误用益气汤治产后中气不足，中满或嗳气虚饱，及误服耗气顺气药，致成膨胀危症。

人参二钱　白术炒，三钱　当归三钱　茯苓一钱五分　炙甘草三分　川芎七分　陈皮　大腹皮酒洗，各四分

腹胁痛或块痛，加砂仁五分；如伤面食，加麦芽五分；如伤冷粉、梨、橘，腹大痛，加吴茱萸一钱。

养生化满汤

治产后大便不通，误服大黄等药，致成膨胀，或腹中血块痛不止。

川芎一钱　白芍一钱　人参一钱　白茯苓一钱　当归四钱　陈皮四分　炙甘草二分　桃仁十粒　香附三分　大腹皮五分　肉苁蓉去鳞甲，酒洗，五分

如胀甚，再加人参，如血块痛，将药送三消丸方见后。

以上三方大率相同，可通用。遵丹溪方加减，屡用屡验，常治误用大黄多者。服参、归至半斤以上，大便方通，肿胀渐退。

产后咳嗽

产后七日内，外感风寒咳嗽，鼻塞声重，恶寒，宜服生化

汤加杏仁、桔梗。有痰,加天花粉,勿用麻黄以动汗;如咳嗽而胁不痛,勿用柴胡汤;若患火嗽而有声,痰少面赤,勿用凉药;凡产有火、有痰,必调理产妇半月后方可用寒凉之剂,半月前还当重产。丹溪云:产后不可发表,盖因其内虚也。

加味生化汤

治产妇外感风寒,咳嗽,鼻塞声重。

川芎一钱　当归二钱五分　杏仁十粒　甘草四分　干姜四分桔梗四分　知母八分

姜水煎服。

有痰,加天花粉;虚弱有汗而嗽,加人参。

加参宁肺生化汤

治产妇虚弱,旬日内患风寒,声重有痰,或身热头痛,或汗多。

川芎　白芍　知母　诃子皮　瓜蒌仁各一钱　当归三钱　生地二钱　兜铃四分　桔梗四分　款冬花蜜炙,六分

产后类疟

产后半月内,寒热往来,或午后,或日晡,或夜间发热,其发有期,此类疟也,由气血两虚,阳虚寒作,阴虚发热,毋以疟治。柴胡切不可用,惟调补气血而寒热自除矣。毋用芩、连、柏、栀以退之,毋用草果、槟榔以截疟。如有汗气短,加参、芪;热,加归、芩。若产已及一月,亦用人参养胃汤加减调治,外再服产术膏,切不可发汗、下、吐。

加味生化汤

治产后半月内外类疟。

川芎　人参　白术各一钱　当归二钱　甘草三分　白茯苓藿香各八分　青皮二钱　乌梅一个

渴加麦冬一钱，五味子十粒；痰，加半夏七分，生姜三片；汗多，加黄芪、枣仁各一钱。

加味人参养胃汤

治产后及一月疟疾，并用参术膏。

人参一钱五分　白术二钱　当归二钱　半夏八分　茯苓八分草果三分　甘草四分　青皮四分　藿香五分　乌梅三个

再用白术四两洗净锉烘干，参四两，用水六碗，各煎取半碗，如法再煎三次，去渣，共汁六碗，再熬一碗，每日服半酒盏，白汤调服。

产后恶露日久不散，凝结成块。凡小儿产下，恶露随之而下，则腹无块痛而自舒畅。若腹失于盖护，或外被风寒，内伤冷物，则恶凝结成块，虚症百出，腹痛身热，骨蒸潮热，五心燥烦，食少赢瘦，或似疟非疟，或月水不行，其块在两胁作痛，动作雷鸣，嘈杂眩晕，或身热时作时止等症。治法欲泄其邪，当补其虚。用补中益气汤送丹溪三消丸，使块消而人不弱。若块久非补，非惟块不可消，且饮食日减，甚至绝谷，成痨而夭。

加味补中益气汤

人参一钱　芍药一钱　炙芪一钱　白术二钱　当归二钱　陈皮四分　甘草炙四分

姜引，水煎。

丹溪三消丸

治妇人死血、食积、痰三等块。

川连一两五钱。一两用吴茱萸四钱煎汁去渣，浸黄连炒燥；五钱用益志

仁二钱浸炒　萝卜子一两五钱，炒　川芎　桃仁　山栀炒　青皮
三棱　莪术并醋炙，各五钱　香附一两，童便浸炒　山楂肉一两

　　各为末，蒸饼为丸，食远用补中益气汤送五六十丸。或用白术三钱，陈皮五分，水一钟，煎五分送亦可。

　　产后大便不通，因血少肠燥。其虚弱产妇多服生化汤，则血旺气顺，自无便涩之症。切不可用硝黄等下药，重亡其阴，则便闭愈甚，致成胀满，或致泻不能止，又当服生化汤加减治之。

助血润肠丸方

　　治产后大便不通，或误用下药成胀之症。

川芎一钱　当归四钱　桃仁十粒　甘草五分　麻仁一钱五分，炒
陈皮四分

　　血块痛，加肉桂、延胡索各五分，水煎食远服；气虚，加人参一二钱，炙芪一钱；汗多而渴，加人参一二钱，麦冬一钱五分，五味子八粒。如大便燥结十日以上，肛门必有燥粪，用蜜煎褐色成膏，捏成枣核样，外套以葱皮，入肛门内，其燥粪自化而出。或用蜡烛插入亦能化。又用麻油口含，竹管入肛门，吹油四五口，腹中屎和即通。

　　又：用当归五钱，水碗半煎半碗，入白蜜一酒杯和服，三四次即通。

　　产后妄言妄见，由气血大虚，精夺神昏，妄有所见而妄言也。予见轻则梦中呢喃，重则不睡多言，又有痰乘虚于中焦，以致五官各失其职，视听言动皆有虚妄，病家不知，谓为鬼祟，误以符水，惊惶莫措，每致莫救。丹溪云：虚症犹似邪祟也。予屡治此症以后方，屡多见效，故再及之。

加味生化安神汤方

治产后三日内血块未除，患妄言妄见，服此三四帖再加减。

川芎二钱　当归四钱　茯苓一钱　甘草四分　干姜四分　枣仁炒，一钱　桃仁去头、皮、尖，十粒　大枣二枚

水二钟，煎六分，食远服。

益气安神汤

治三日内外，血块不痛，妄见妄言，须服此方。虽平稳未见速效，俟药力充足，诸症顿除。须服二十帖，多见全效。

川芎一钱五分　当归三钱　茯神一钱　人参一钱　柏子仁去油，一钱　枣仁一钱　甘草五分　圆眼肉八个　广皮去白要净，三分　竹肉二团

汗多，加炙芪一钱，麻黄根一钱，加白术一钱五分；痰，加竹沥一小盏，姜汁一茶匙；大便不通，加麻仁一钱五分，切不可用大黄。

产后育子乳少，无钱雇觅乳母。予见勉强乳子，以致母子俱成疲瘵，母则日食减少，仅存一息；儿则五疳毕具，毛发痿黄。伤哉。须急急断乳，速服后方，此豫行之于已施之于人，母子保全者多矣。万勿以予言为谬。

川芎一钱，去汗　当归二钱，土炒，去土用　炙黄芪一钱五分　麦冬去心，一钱　茯苓一钱　炙草五分　五味子十五粒　人参二钱　大熟地二钱　白术土炒，二钱　广皮四分　枣三枚

水煎服。

若发热骨蒸，兼服紫河车丸；惊怖有汗，加枣仁炒一钱。

贫者不能服参，用正潞党参饭锅内蒸熟，以黑润为度，加重分量以代人参。不可骤加，初用或二钱，渐至二钱五分、三

钱之类。

产后乡曲十弊宜忌

一、初产，勿食牛羊猪肉、火腿、鸡、鹅、鸭肉，并鸡蛋与猪肾、面食、绿豆、凉粉、荞麦生冷腻滑之物。方产大虚，难以克化，近见食火腿而患伤食泄泻者多矣，故特表明之。

二、未满百日即行交合，则虚羸百疾从此而生，必患脐下虚冷，手足腰腿酸痛等症，名曰蓐劳，最难治疗。

三、毋用胡椒、艾酒。血块虽得热而行，然于新血有碍。即砂仁汤亦能动血，戒之。

四、俗用生姜数斤以消血块，不知发热新血妄行。江以南新产后即食鸡子。广东产毕即食醋蛋。南北风土不同，各以利害，相沿成习，毫无畏惧，竟有安然无事者，但虚弱之人宜忌之。

五、勿食梨、藕、橙、柑、冷果及冷茶、酸物并醋，以致血块凝结。

六、毋食枳壳、木香、丁香、砂仁一切破气之药。

七、产后七日内毋枕头，毋刮舌以劳神。勉强起早，切勿上楼跨槛以冒风寒。

八、产后月内毋多言生气，盖怒则气逆，变生癥瘕。不可独宿，恐致虚惊。勿劳女工。犯时微若秋毫，成病重如山岳。

九、七日内切不可洗下部，七日外方可下床，热水坐洗，满月后方可洗浴，虽盛暑，毋用凉水以洗手足，月内勿开窗以贪凉坐卧。

十、大暑或七日内外不可盖单被，必用小衣以护之，勿使进风。大小便更宜谨慎，盖冷气入则血块凝结作痛，久之虽药不行。

产后十误

一、产后误用乌药、香附、木香耗气及顺气等药，反增饱闷。虽陈皮不可多用，以五分为率，慎之！

二、误用青皮、山楂、枳壳、陈皮、厚朴消食等药，多损胃减食。即枳壳、砂仁等丸亦损气血。若枳实、苏子以下气定喘，元气必脱。浮麦伤胃耗气，五味阻恶露，枣仁油滑致泻，均宜禁忌酌用。

三、身热误用黄芩、黄连、栀子、黄柏，损胃增热，不进饮食，且黄芩苦寒，无论恶露净与不净，皆非所宜。

四、三日内未服生化汤以消血块，万勿先用人参、芪、术，致块为患。慎之！

五、毋即用生熟地黄以滞血路，毋独用枳壳、枳实、牛膝、苏木、红花以消块，不可用五苓散以通小便，用之愈闭。

六、毋用大黄、芒硝以通大便，恐气泻以成膨胀。

七、毋用三棱、莪术、牛膝等药以行血块，恐新血亦损。

八、俗用山楂一味煎汁以攻血块，致成危症，每每不知。

九、毋用济坤丹二三丸以下胞胎、难产与胎衣不下，用生化汤送下一丸或二丸足矣。

十、毋信《产宝百问》及《妇人良方》，盖书内成方端用当归、川芎、白芍、生地以医产妇，误人多矣。

加味济坤大造丸

妇人服之，益气血，温子宫。

紫河车一个，须壮盛妇人头胎，洗尽其血，用银针挑去血、筋，砂罐隔筏四五根，用蒲包将底剪下承胞，下用白酒蒸极熟，其胞不可着酒　人参一两五钱　当归二两　生地二两，酒洗，蒸熟　山药一两　黄柏酒炒褐色，八钱　麦冬一两五钱，去心　北五味五钱　天冬去心，一两　杜仲

姜酒炒去丝，八钱　牛膝酒浸，一两

虚弱多汗，潮热，加黄芪一两，地骨皮一两，知母一两；脾胃弱久泻，加白术土炒一两，莲肉二两；血少惊怖少睡，加枣仁炒一两，圆眼肉二两。

以上其为末，捣紫河车为丸，送六七十丸。

女金丹

一名胜金丹，又名保坤丸，又名济阴丹。

金华香附一斤，采童便浸十日，足清水淘净晒干，砂锅炒黄　桂心五钱　归身　白芍　茯苓　白芷　丹皮　人参　甘草　延胡索　川芎　藁本　白术土炒　没药　白薇　赤石脂火，醋淬七次

后二味不用酒浸，以上各一两，用老酒拌，闷一刻，晒干，同前香附为细末，蜜丸重二钱，朱砂为衣，照引服。

临产，清水汤调服一丸，助精神，壮气力，分娩自然顺利。难产，用二丸。既产，童便、好酒调服一丸，神清体健，无血崩之患。每日服一丸，过五日或十余日气血完固，自无他病。血崩者，童便和滚水调服一丸，用至二三丸即醒；血晕者，川芎、当归煎汤下一丸，用至二三丸即止；惊风者，防风煎汤调服一丸，用至二三丸即解。

儿枕痛者，山楂煎汤和沙糖少许，调服一丸，用至二三丸即定；呕吐者，淡姜汤调服一丸；胞衣不下，干姜炒黑煎汤，调服一二丸；产下四五日后调理者，滚水调服；产怯者，每用滚汤服一丸，服一月全愈；胎动不安者，滚汤调服一丸，睡半日，其胎自安；受孕后连服不辍，保全足月分娩无忧；不受孕者，滚汤调服一丸，服至一月，必然受孕。

家传胎产金丹

当归酒洗　丹皮水洗晒干，勿见火　蕲艾醋煮　延胡索酒拌炒干

川芎　益母草取上头半截，童便浸，晒干　青蒿多内热者更宜，不用亦可　白薇洗净，人乳拌　人参　赤石脂火煅，水飞亦可　白茯苓　川藁本洗净　白术土炒，各二两　生地酒洗煮，不犯铁器　鳖甲醋炙，各四两　香附四两，醋、酒、盐、童便制　桂心　没药去油　粉草酒炒，各一两二钱　北五味一两，去梗焙　沉香六钱

以上共为细末，再用新鲜头次男胎紫河车一具，长流水浸半日洗净，黑铅打成大铅罐一个，将河车放在铅罐内，再将黄柏四两放在河车下，加白酒娘二斤，清水二碗，灌满铅罐，仍以铅化封口，再以铁锅盛水，将铅罐悬在锅内，煮两日夜为度，取出捣烂，和入药内，拌匀晒干，再研为末，炼蜜为丸弹子大，每丸重三钱五分，水飞朱砂为衣，再以黄蜡为皮，如蜡丸式收贮，治症开后。

妇人临产，米汤化服一丸，助精神气力，分娩顺利。产下，童便、好酒服一丸，神清体健，再无崩晕之患。产后每日服一丸，服过五日，气血完固，自无他病。行经后，川芎当归汤服一丸。服之三日，必然有孕。苦于小产者胎动欲产，白滚汤服一丸，睡半日，其胎自安。每月常服二三丸，保全足月分娩无忧。

产后血崩，童便、好酒服一丸即止。

产后血晕，当归川芎汤服一丸即醒。

产后惊风，防风汤服一丸即解。

儿枕痛者，山楂黑砂糖汤服一丸即止。

胞衣不下，干姜炒黑煎汤服一丸即下。

产后虚怯者，川芎当归汤每日服一丸，十丸全愈。

凡产后诸症，俱加好酒、童便服，皆保命护身，回生起死，其功不可尽述。家有孕妇，宜早备之。

此丹治妇人经水不调，诸虚百损，种子安胎，及胎前产后，应效如神。豫屡试屡验，较女金丹稳妥而奏捷。

乳　病

虚弱血少无乳，十全大补汤加红花五分。

又方：四物汤加茯苓、花粉、甘草、王不留行、麦冬去心、漏芦、穿山甲、通草，猪蹄汁煎服。

乳下发热，或身痛，用玉露散：

人参　白茯苓　当归各五分　白芍七分　川芎　桔梗　白芷各二钱　甘草五分

壮实乳滞不行，生化汤加青皮、木香、白芷、花粉、穿山甲炒。

乳自出满溢者不在此例大率属虚，十全大补汤可服。无子食乳欲其消，四物汤调麦芽二两炒，煎服立消。

吹乳用：

神效瓜蒌散

当归　贝母　白芷梢各一钱　花粉八分　香附六分　瓜蒌仁甘草各六分　青皮五分　乳香　没药各五分

另入穿山甲一钱，川芎四分，水、酒煎，二服。

身热，用：

羌活　独活　前胡　柴胡　枳壳　桔梗　贝母　白芷　青皮　当归　穿山甲等分

已结肿，用：

陈皮　牛蒡炒　山栀炒　忍冬　甘草　瓜蒌　黄芩　花粉连翘　皂角刺各一钱　柴胡　青皮各五分

内热加石膏。

又方：黄瓜蒌　当归　生甘草各五钱　乳香　没药各二钱五分

酒煎，分三服。如不愈，再一服产效。

此方治乳痈及一切痈疽初起，肿毒即消，脓成即溃，脓出即愈。治痈之方甚多，独此神效，瘰疬疮毒尤效。凡一切痈疽余毒，皆宜用之。肝经血虚，结核不消，四物加柴胡、升麻、苓、术；肝脾气血虚，四君加芎、归、升、柴；忧郁伤脾，气血亏，佐以归脾汤。

产后乳痈，未成脓，服瓜蒌乳没散；已服有脓，服排脓回毒散虚人不可轻用；脓出，服十全大补汤、金银花散。

瓜蒌乳没散

胎前生痈，照方煎服亦效。

瓜蒌一个，连皮捣碎　当归三钱　银花三钱　白芷一钱　青皮五分　乳香五分　没药五分　甘草五分。

十全大补汤

治产后脓出后，虚弱者服之。

人参二钱　白芍二钱　熟地二钱　炙芪二钱　茯苓八分　川芎八分　当归三钱　银花三钱　甘草五分

水煎服。

泄泻，加莲子十粒，肉果一个；渴，加麦冬一钱，五味子十粒。

凡产后生乳痈，发寒热似疟，当作虚治。

黄芪一钱　银花一钱　茯苓一钱　人参二钱　白术二钱　生地二钱　甘草四钱　连翘四钱　当归二钱　青皮三分　白芷五分　乌梅一个　枣二枚

水煎服。

调经种玉汤

当归八钱　川芎四钱　熟地一两　香附四钱，醋制　白芍酒炒，六钱　茯苓三钱　陈皮二钱五分　吴茱萸用滚水泡两次用　延胡索各一钱五分　丹皮二钱

若过期而经水色淡者，血虚有寒也，加官桂、炮姜、熟艾各一钱；若先期三五日，色紫者，血虚有热也，加条芩三钱，锉四帖，生姜三片，水碗半煎至一碗，空心温服，渣再煎，临卧服。经至之日服起，一日一服，药完经止，即当入房，必成孕矣。纵未成孕，经当对期，俟经来再服。

歌曰：归芎熟地香附芍，茱萸苓陈丹皮索。

产前治法

子悬之症，乃胎热而子不安，身欲起立于胞中，故若悬起之象，其实非子能悬挂也。若作气盛下之，立死矣。

人参二钱　白术土炒，五钱　茯苓二钱　白芍酒炒，五钱　黄芩三钱　杜仲盐水炒，二钱　熟地一两　生地三钱　归身二钱

此方利腰脐之圣药，少加黄芩清之，则胎得寒，其子自定，况滋补有余而寒凉不足，自然根深蒂固。

漏胎乃气血不足之故，急宜峻补。胎动即漏胎之兆，均以此方主之。

人参二钱　白术炒，五钱　麦冬去心，二钱　北五味五分　萸肉一钱五分　杜仲盐水炒，二钱　枸杞一钱　山药二钱　归身一钱　茯苓一钱　熟地五钱　炙草一钱

水煎服。

难产如横生倒养，此死亡顷刻也。若无急救之法，何以成医之圣？然而胎之不顺，由于气血之亏。气血既亏，子亦无力，

往往不能转顺，遂至先以手出或先脚下矣。倘手足先出，切勿针刺，恐其奔心，用惯熟稳婆轻轻推入，急用：

人参一钱　归身二两　川芎一两　红花一钱五分

浓煎速灌之，倘久之不顺，再将前药服之，若儿头既已到门，久而不下，此交骨不开之故，先以加味芎归汤见前八十症分娩交骨不开，极效。如再不开，用：

柞木枝一两，锉碎，洗净，生用，其枝长叶盛丛生有刺即柞也　归身二两　川芎一两　人参三钱

煎汤服。

少顷必然一声响亮，儿即生矣。倘头不下，万万不可用柞木枝，盖此味专开交骨，儿未回头而阴户先开，亦死之道，故必须儿头到门方可用此。

娠妇腹中钟鸣儿啼，用：

鼠穴中土为细末一钱，麝香五厘，用酒调服则不鸣矣。

令妇人曲腰在地，抬物片时，儿口噙着血管，则不啼矣。

产难方

雄老鼠肾一对，大者，以红丝寿字全者为佳　麝香三分

捣烂作三丸，好朱砂为衣，白汤送下一丸，男左女右，手捻出，若死胎头上顶出，屡试屡验。此丹清水洗净，尚可再用。

催生灵方

治生理不顺，产育艰难，或横或逆，神效。

兔脑腊月取者佳，去衣膜，研如泥　母丁香研末，一钱　乳香明者，一钱，另研　麝香五分，另研

三味研匀，以兔脑为丸，如芡实大，阴干，油纸裹。每服一丸，温汤下，即产儿。手掘出，水洗净，存再用。

卷
二

一
一
一

妇人怀胎后，阴户出水不止。

人参五钱　茯苓　广皮各一两　白术土炒，二两

水二大碗，煎八分，去渣。另用鲤鱼一尾，白水煮，用汁半盏，并前药调和服之，立效。

败血流经方

升麻　白芍　生地　甘草　川芎　乌药　当归　肉桂

共为细末，和葱白捣烂，隔纸敷痛处，以热麸熨其上，自散。

治血崩方

荆芥穗　小茴香等分

新瓦上焙干黄色，为细末，黄酒送下三钱，不论远近，三服即愈。

鲤鱼汤

治娠妇腹胀，胎中有水气，遍身浮肿，小便不利，或胎死腹中，皆效。

当归　芍药各一钱　白术土炒，一钱　茯苓一钱五分　橘红五分　鲤鱼一尾，不拘大小

将鲤鱼去鳞脏，白水煮熟，去鱼用汁，钟半入药，加生姜三片，煎一钟，空心服。常见胎水下，如水未尽，胎死腹中。胀闷未除，再制一服，水尽胀消。

难产，妇人之常，非儿之横逆，实母之气衰，以致儿身不能回转，于是手先出而足先堕矣。但见此等，生法：口中念"无上至圣化生佛"百遍，儿之手足即便缩入。急用人参一钱，附子一钱，归身二两，川芎五钱，黄芪炙一两，煎汤服，立刻产下。

如胞浆已破，血来许久而不生者，皆因气血干枯所致。急

用归身四两，川芎一两，益母草二两，人参随宜，浓煎汤频频与之，自无不下。如贫不能得参，用炙棉黄芪三四两代之，再加附子制一钱，横生逆产皆可服。

产后圣方

人参三钱　当归身一两　川芎五钱　荆芥穗一钱，炒黑　益母草二钱

水煎服。

有风，加柴胡五分；有寒，加肉桂一钱；血不净，加山楂十粒；血晕，加炮姜五分；鼻中衄血，加麦冬一钱五分；夜热，加地骨皮一钱；有食，加山楂五粒，谷芽一钱；有痰，加白芥子五分。此方纯补气血而不治表，所以为妙。屡治产后，无不神效。

产后最宜食参。但贫者不易得，今酌定一方代之：

蜜炙嫩棉芪八钱　白术土炒，三钱　全当归三钱　茯苓一钱
熟地四钱　炙草一钱　益母草二钱　淮牛膝一钱　炮姜一钱

煎服。

如自汗，眼花，视大为小，是将脱也，宜服：

参附汤

人参一两　制附子一钱，或二三钱

参不可得，则前方黄芪可加至二两，更加附子一钱。

临产宜服独参汤。参不可得，则前方去牛膝、炮姜，加滑石二钱，产自易。

小儿开口良方

穿山甲一片　北防风二钱　生甘草五分

煎极浓，灌二三匙，余搽乳头上，二日后小儿大便出黑屎为验，可免终身一切惊风。屡试屡验。

卷 三

妇科说约

序

古来胎产方书、种子秘诀，虽各臻其妙，然论方多杂，未易遵循。予斟酌尽善，宗古人书，采专科法，并独得秘，自经脉以至胎产杂症，删繁去泛，勾精摘要。其中，病状合病脉，病原合病方，变何症而为寒，兼何症而为热，病有轻重，法有更变，先看病因，再核方药，虚实加减，粲然于目，亦可对症投药矣。但用方之意，贵乎圆通，不可执滞。若但圆无主，则乱杂丛生，而无不可矣。不知疑似问，自有一定不易之道，此圆通中不可无执持也。若执一不反，则偏拗生而动相左矣，不知倏忽间，每多三因难测之变，此执持中不可无圆活也，予故曰：圆活宜从三思，执持须有定见。既能执持，又能圆活，非临症多者不能。凡诊而治者，其慎之欤。并附《宜麟要策》，以待求嗣者采而用之焉。

论 难 易

谚云：宁治十男子，莫医一妇人。盖以妇人幽居多郁，阴性偏拗，每不可解；加以慈恋爱憎，嫉妒忧恚，罔知义命，每多怨尤。或有怀不能畅遂，或有病不可告人，或信师巫，或畏药饵，而治之有不易耳。此其情之使然也。尚有人事之难。如寇宗奭引黄帝之论曰：凡治病，察其形气，色泽。形气相得，谓之可治；色泽以浮，谓之易已；形气相失，色夭不泽，谓之难治。又曰：诊病之道，观人勇怯、骨肉、皮肤，能知其虚实，以为诊法。故曰：治之要极，无失色脉，此治之大则也。今富贵之家，居奥室之中，处帷幔之内，复以绵帕蒙其手者，既不能行望色之神，又不能尽切脉之巧。使脉有弗合，未免多问，病家每以多问觉繁，必谓医学不精，往往并药不信，不知问亦非易。其有善问者，正非医之善者不能也。望闻问切，欲于四者去其三，吾恐神医不神矣，况本不神。于切而可蒙其手，以碍切脉之道，世之通患，若此最多，此妇人之所以不易治也。故凡医家、病家，皆当以此留意。

经　脉

《褚氏遗书·精血篇》曰：男子精未通而御女以通其精，则五体有不满之处，异日有难状之疾。阴已痿而思色以降其精，则精不出而内败，小便涩而为淋。精已耗而复竭之，则大小便牵痛，愈痛则愈便，愈便则愈痛。女人天癸既至，逾十年无男子合则不调。未逾十年，思男子合，亦不调。不调则旧血不出，新血误行，或溃而入骨，或变而为肿，后虽合而难子，合多则沥枯虚人，产众则血枯杀人。观其精血，思过半矣。

丹溪曰：先期而至为血热，后期而至为血虚。王子亨曰：阳太过则先期而至，阴不及则后时而来。其有乍多乍少，断绝不行，崩漏不止，皆由阴阳盛衰所致。是固不调之大略也。然先期虽曰有火，若虚而挟火则所重在虚，当以养营安血为主，但亦有无火而先期者，则应补中气或固命门，皆不宜过用寒凉。后期本属血虚，然亦有血热而燥瘀者，不得不为清补，有血逆而留滞者，不得不为疏利。总之，调经之法，但欲得其和平，在详察其脉证耳。若形气、脉气俱有余，方可用清用利。然虚者极多，实者甚少，贵在补脾胃以资血之源，养肾气以安血之室。知斯二者，则尽善矣。若营气本虚而不知培养，则未有不日枯而竭者，不可不察也。

凡经行之际，大忌寒凉等药，饮食亦然。

所谓经早者，当以每月大概论。所谓血热者，当以通身藏而象论。勿以素多不调，而偶见先期为早；勿以脉证无火，而单以经早为热。

若一月二三至，或半月，或旬日，此气血败乱之症，当因其寒热而调治之，不得以经早者并论。

凡血热者，经期常早，此营血流利及未甚亏者多有之。其有阴火内烁，血本热而亦每有过期者，此水亏血少，燥涩而然，治宜清火滋阴。

凡血寒者，经必后期。然血何以寒？亦惟阳气不足，则寒从中生，而生化失期，即所谓寒也。若阴寒由外而入，生冷由内而伤，或至血逆，或为疼痛，是又寒滞之证，并非血寒经迟也，当详辨之。

凡阳气不足，血寒经迟者，色多不鲜，或色见沉黑，或涩滞而少。其脉或微或细，或沉迟弦涩；其脏气形气，必恶寒喜暖。凡此皆无火之证，治宜温养血气。大约寒则多滞，宜加姜、桂、茱萸、荜拨之类，甚者宜加附子。

凡女人血虚，或迟或早，其色淡，或涩少，或过期不至，或行后反痛，痛则喜暖喜按。或经后则困惫难支，腰膝如折，或脉息微弱、弦涩，或饮食素少，或形色薄弱，凡此不足之症，不可妄行克削及寒凉等剂，致伤脾胃。

凡血热经早，其形色多赤，或紫而浓，或去多，其脉洪滑，其脏气、饮食，喜冷畏热，皆火之类。

凡妇人肾虚经乱，因情欲房室所致，此症最多，宜辨而治之。

凡欲念不遂，沉思积郁，心脾气结，致伤冲任之源，轻则或早或迟，重则渐成枯闭，宜兼治心脾肾，用逍遥散、秘元煎。欲火炽盛，以致真阴日溃，宜保阴煎、八味丸。房术纵肆不慎，必伤冲任之流，肾气不守，须扃①固命门，宜固阴煎、秘元煎。左肾真阴不足，经脉不调，宜左归饮、左归丸、六味地黄丸。右肾真阴不足，经有不调，宜右归饮、右归丸、八味地黄丸。思郁不解致病者，非得情舒愿遂，多难取效。房室不慎致病者，使非勇于节欲，亦难全恃药饵也。

经行腹痛有虚实。实者寒滞、血滞、气滞、热滞是也。虚者，气虚、血虚是也。凡实痛者，多痛于未行之前，经通而痛自减。虚痛者，多痛于既行之后，血去而痛未止，或血去而痛益甚。大都可按可揉者为虚，拒按拒揉者为实。有滞无滞，于此可察。但实中有虚，虚中有实，此当于形气、禀质兼而辨之，须以意察，不可以言喻也。

崩漏不止，经乱之甚者也。盖乱则或前或后，漏则不时妄行。由漏而淋，由淋而崩，总因血病，而但以微甚分别耳。治此之法，宜审脏气，宜察阴阳。无火者，求其脏而培之、补之；有火者，察其经而清之、养之，此不易之良法也。然有火者不得不清，但元气既虚，极多假热，设或不明真假而误用寒凉，必伤脾胃。故凡见血脱等证，必当用甘药先补脾胃，以益发生之气，盖甘能生血养营，使脾胃气强，则阳生阴长，血自归经矣。若果虚火上炎，势不可遏，亦当暂用纯阴滋水之药，以抑

---

① 扃（jiōng）：从外面关门户用的门闩、门环等。此作动词。

其火，火退急补其元。

崩淋有久、暴之殊。暴崩其来骤，治亦易；久崩其患深，治甚难。盖血因崩去，势必渐少，少而不止，病则为淋。此等皆由忧思郁怒，先损脾胃，次及冲任。崩淋既久，真阴日亏，多致寒热咳嗽，脉见弦数或豁大等证，此乃元气亏损，阴虚假热之脉。尤当用参、地、归、术甘温之属，以峻培本源，庶可望生。但凡患此症，胃气未败，受补可救，否则日事寒凉，以苟延目前，终非吉兆也。

王叔和曰：白崩者，形如涕；赤崩者，形如绛津；黄崩者，形如烂瓜；青崩者，形如蓝色；黑崩者，形如衃血。

妇人于四旬外，经期将断之年，多有渐见阻隔，经期不至者。当此之际，最宜防察。若果气血和平，素无他疾，此因渐止而然，无足虑也。若素多忧郁不调之患，见此过期阻隔，便有崩决之兆。若隔之浅者，其崩轻。久者，其崩甚。此因隔而然也，当预服四物、八珍之类。既崩，当辨有火无火。有火者，因火逼血，宜保阴煎；无火者，因隔而决，或有滞，当去故而养新，宜调经饮，可养则养，用小营煎；可固则固，用固阴煎之类主之。

妇人血崩而心痛甚，名曰杀血。心痛，由心脾血虚也。小产去血过多而心痛者，亦然。用乌贼骨炒为末，醋汤调下失笑散，甚效。

妇人伤寒，或劳役，或怒气。发热适遇经行，以致热入血室，或血不行，或血不止，令人昼则明明安静，夜则谵语如见鬼状者是也。

凡血色可以按虚实辨寒热。若浓而多者，血之盛也；淡而少者，血之衰也。至于紫黑之辨，其症如冰炭，而人多不解。

盖紫与黑相近，今人但见紫色之血，不分虚实，便谓内热之症，不知紫赤鲜红，浓而成片成条者，是皆新血妄行，多由内热。紫而兼黑，或散或薄，沉黑色败者，多以真气内损，必属虚寒。由此而甚，则或如屋漏水，或如腐败之宿血，是皆紫黑之变象也。此肝脾大损，阳气大陷之证。当速用甘温，如理阴煎、理中汤、归脾汤、四味回阳饮、补中益气汤之类。单救脾土，则陷者举，脱者固，元气渐复，病无不愈。若尽以紫色作热证，则无不随药而毙。凡肠澼便血之属，无不皆然。临证者于此最不可忽。妇人血枯之与血隔，本自不同。盖隔者，阻隔也；枯者，枯竭也。阻隔者，因邪气之隔滞，血有所逆也；枯竭者，因冲任之亏败，源断其流也。凡妇女病损，至旬月半载之后，未有不闭经者。正因阴竭，所以血枯。枯之为义，无血而然，或羸弱、困倦、咳嗽、夜热、饮食减少、亡血失血，及一切无胀无痛，无阻无隔，而经有久不至者，即无非血枯经闭之候。欲其不枯，无如养营。欲以通之，无如充之。但使雪消则春水自来，血盈则经脉自至，源泉混混，生气日盛。若妄以桃仁、红花之类，通利为事，其与榨干汁者何异？为害不小，无或蹈此弊也。治此之法，当与血虚、肾虚二条，参而用之。

室女月水久不行，切不可用青蒿等凉药。医家多以为室女血热，故以凉药解之，殊不知血得热则行，冷则凝。若经候微少，渐渐不通，手足骨肉烦疼，日渐羸瘦，渐生潮热，其脉微数，此由阴虚血弱，阳往乘之，少水不能遏灭盛火，火逼水涸，耗亡津液。治当养血益阴，宜柏子仁丸、泽兰汤。

胎　孕

巫方氏《颅囟经》云：一月为胞胎，精血凝也。二月为胎形，始成胚也。三月阳神为三魂。四月阴灵为七魂。五月五形分五脏也。六月六律定六腑也。七月睛开窍，通光明也。八月元神具，降真灵也。九月宫室罗布，以定生人也，十月受气足，万象成也。

孙真人曰：凡儿在胎，一月胚，二月胎，三月有血脉，四月形体成，五月能动，六月诸骨具，七月毛发生，八月脏腑具，九月谷入胃，十月百神备，则生矣。生后六十日，瞳子成，能咳笑，应和人。百五十日，任脉成，能自反覆。百八十日，髋骨成，能独坐。二百一十日，掌骨成，能扶伏。三百日，髌骨成，能行也。若不依期者，必有不平之处。

凡胎气有寒而不安者，其证或吞酸吐酸，呕恶胀满，或喜热畏凉，下寒泄泻，脉多沉细，或绝无火证，而胎有不安者，皆属阳虚寒证，但温其中而胎自安，宜温胃饮、理阴煎之类，加减主之。

凡胎气有热而不安者，其证多烦热，或渴或躁，上下不清，漏血尿赤，或六脉滑数等证，宜凉胎饮、保阴煎之类主之。若但热无虚者，如枳壳汤、益母丸、黄芩散之类，皆可择用。

凡胎每有虚而不安者，最费调停。先天虚者，由于禀赋，当随其阴阳之偏，渐加培补。后天虚者，由于人事，凡色欲劳倦，饮食七情之类，皆能伤及胎气。治此者当以胎元饮为主，戒房事。为第一要紧。若心脾气虚于上，宜逍遥散、归脾汤、寿脾煎。肝肾不足于下，宜左归饮、右归饮、固阴煎。气血俱虚，宜五福饮、八珍汤、十全大补汤。脾肾气虚而兼带浊者，宜秘元煎、菟丝煎。多呕恶者，当随前证前方，各加二陈汤之类以和之。

凡胎气有实滞、气滞，为恶阻胀满不安者，若呕吐不止，二陈汤加枳壳、砂仁，或人参橘皮汤。

食滞胀满不安，小中和饮加减。肝气滞逆，胀满不安，解肝煎。怒气伤肝而兼火者，化肝煎。脾肺气滞，上攻作痛者，紫苏饮。气滞兼痰者，四七汤、二陈汤加当归。气滞兼火，为胀为烦者，枳壳汤、束胎丸。

调理妊妇，白术、黄芩虽为安胎圣药，但近今之人，虚寒者多，气虚则阳虚，再用黄芩，有即受其损而病者，有用时虽或未觉，而阴损胎元，暗残母气，以致羸困，故治热宜用，治寒不宜也。至若白术，虽善安胎，或用不得法，其性燥而气闭。故凡阴虚者，非可独用，气滞者亦当权宜。

妊娠之妇每多恶阻，皆由胃虚气滞。然亦有素本不虚，而忽受胎妊，则冲任上壅，气不下行，故为呕逆等证。及三月余，而呕吐渐止者，何也？盖胎元渐大，脏气仅供胎气，无暇上逆矣，宜半夏茯苓汤、人参橘皮汤，随宜调理，使之渐安，必俟及期，方能帖然。

胎气上逼，因调理失宜，或七情郁怒，以致气逆，多有上逼之证。

若气逆、气实而胀逼者，解肝煎；胃寒气实而逼，和胃饮；胃火兼滞者，枳壳汤；脾虚兼滞者，紫苏饮；脾虚而气不行，四君子汤。甚者八珍汤。脾气虚而兼寒者，五君子煎。脾肾虚寒不行者，理阴煎。脾肾气虚兼火者，逍遥散，或加黄芩、枳壳、砂仁。胎死服中，冷气上逼，呕恶而青者，照后胎动欲堕条治之。

一方治胎气上逼，热痛下血，或烦闷困笃，卒然无药，用葱二十茎浓煮饮之，胎未死即安，已死即下，未效再服。若胎动烦躁，唇口青黑，手足厥冷，须用当归汤。

妊妇经血不固，谓之胎漏。有因胎气者，有因病气者。常有妇人怀孕，经脉如常不断，但较前略少。亦有胎小，血盛有余而然。后于三月之外，经脉方止。常见七八个月而生子者，人但以血止为度，谓之不足月。然其受胎于未止之前，至此而足，人所不知也。如母气壮盛，荫胎有余，虽漏不弱；若父气薄弱，胎有不能全受，加以血漏，精血俱亏，子必萎小，亦人所不知也。

若血热而漏，保阴煎、清化饮；怒动肝火漏血，保阴煎；甚者化肝煎。脾虚不能摄血，寿脾煎、四君子汤；脾虚血热气滞，四圣散；脾肾兼虚，五阴煎；三焦气血俱虚，五福饮、七福饮；劳倦伤而动血，寿脾煎、归脾汤。偶因伤触动血，五福饮、安胎散。冲任气虚不能约制，血滑易动者，固阴煎、秘阴煎。

妊娠忽然下血，其症或因火热，迫血妄行；或因郁怒，气逆动血；或损触胎气，胞宫受伤；或脾肾气陷，命门不固。不速为调理，必至堕胎。治此之症，应先察其血去之多少。及血去之后，尤当察其邪之微甚。如火犹未清，仍当清火；气犹未顺，仍当顺气。若因邪而动血，血去而营虚，速当专顾元气，以防脱陷。或当治标，或当救本，或兼标本而兼理之，最宜详察。

若火盛迫血妄行，火之微者，凉胎饮；稍甚者，徙薪饮；再甚者，保阴煎、子芩散。肝经有风热，宜防风黄芩丸；怒气伤肝，气逆而动血以及暴至者，宜保阴煎；若气未顺而胀满，四七汤、二陈汤加芎、归之类；若兼肝火，宜化肝煎；触损胎气，胞宫受伤，宜安胎散、胶艾汤；去血多者，倍人参；若从高坠下，伤动胎气而下血者，益母地黄汤、安胎散；若因惊气虚而陷，仍加人参；脾胃素弱，偶因伤脾下血者，寿脾煎、归脾汤。或中气下陷者，补中益气汤。血虚微热，漏血尿血者，续断汤。以上诸症，若去血未多，血无所积，胎未至伤而不止者，宜凉则凉，宜补则补，惟以安之固之为主。若血已离位，蓄积胞宫，为胀为痛，而余血未出者，留之不可，欲去其血而不伤营气，惟四物大加当归；若胎已动，势有难留，则五物煎、决滞煎，皆为切要。

夫堕胎之故，譬之种植，津液一有不到，则枝枯果落，藤萎花坠。妊娠之数见堕胎者，必以气脉亏损，禀质素弱，亦有年力之衰残，有忧怒劳苦而困其精力，有色欲不慎而盗损其生气。此外，如跌仆、饮食之类，皆能伤其胎气，多在三五七月之间。下次如期而坠。正以前次伤此一经。若再值此经，遇阙而不能过，当察其前次所伤之由，预培其损，如胎元饮加减，芍药芎归汤、泰山磐石散、千金保孕丸，皆有夺造化之功，所当酌用，而泰、千两方更捷，故表出，以为好生者共知也。

鬼胎之说，岂虚无之鬼气能袭人胞宫而成形者乎？此不过由本妇之气质，或以邪思蓄注，血随气结而不散，或以冲任滞逆，脉道壅瘀而不行，是皆内因之病，而非外来之邪，即血癥气瘕之类耳，当以癥瘕之法治之，详见本条。此外，如狐魅异类之遇者，则实有所受，而又非鬼胎之谓，亦当于癥瘕类求之。

此症宜调元气为主，如补中兼行者，决津煎。去滞而不至猛峻者，通瘀煎。既调补而欲直收其病者，以当归、红花煎浓汤，送赤金豆，甚妙。

妊娠药禁

蚖斑水蛭地蟾虫，乌头附子及天雄。

踯躅野葛蝼蛄类，乌喙侧子与虻虫。

牛黄水银同巴豆，大戟蛇退及蜈蚣。

牛膝藜芦和薏苡，金银锡粉黄雌雄。

牙硝芒硝牡丹桂，蜥蜴飞生与䗪虫。

代赭蚱蝉胡粉麝，芫花薇衔草三棱。

槐子牵牛并皂角，蛴螬桃核共茅根。

干姜硇砂与干漆，菌草伤胎一样同。

瞿麦芦茹蟹甲爪，蝟皮赤箭赤豆红。

马刀石蟹衣鱼辈，半夏南星通草同。

凡遇胎前除各味，又能活泼号良工。

产　育

凡妊娠胎元完足，弥月而产，熟落有期，非可摧也。未产之前，但培气血。如四物汤、滑胎煎、五福饮、小营煎、八珍汤之类，皆滑胎之要药，若不知而过用滑利，或产期未近，无火无滞，而妄用清火、行气、沉降、苦寒等药，必致暗残营气，走泄真阴，多致血亏气弱，反为临期大害。若果肥盛气实，则紫苏饮、保生无忧散、枳壳散之类，皆可酌用。直待临期，乃可用脱花煎或滑胎煎，随症加减治之。或经日久，产母困倦难生，宜服滑胎煎以助其气血。若气血无力，艰于传送者，必用独参汤，随多随少，接济其力。若期未至而催生，是犹摘方苞之萼，揠宋人之苗耳。

孕妇临月，忽然腹痛，或作或止，或一二日，或三五日，胎水少来，腹痛不紧，名曰弄胎，非当产也。又有一月前，或半月前，忽然腹痛，如欲产状而竟不产者，名曰试月，亦非产也。凡此腹痛，无论胎水来与不来，但当宽心静候，切不可先去坐草。若果欲生，则痛极连腰，目中有火，手足俱冷，试捏产母手中指，本节跳动，即当产也。此时儿逼产门，谷道挺进，水血俱下，方可坐草试汤，未有紧阵，不可动手。切记，切记！

产妇腹痛未甚，且须宽心行动，以便儿身舒转。切不可令众人知觉，一则恐人多喧嚷惊慌，二则多知一人，未免于分娩时多延一刻。如果腰腹痛甚，有产之兆，密令老成稳婆在房扶持，从容镇静以待，不许勉强试汤分之、掏之、逼之使下，以致头身未顺，手足先出，或横或倒，为害不小。预宜密嘱稳婆或有生息不顺，及双胎、胞衣未下之类，总宜好言安慰，不可使产母闻知惊恐，盖恐则气散，愈难生息。慎之，慎之！产妇当正身仰卧，或起坐伸舒，或人扶行走，安静从容，待儿转身临门，用力一逼自下，其产顺而且易。若时候未到，用力太早，多致横逆。

催生之药如脱花煎，少用肉桂五七分为最稳。若气虚无力，加人参。若水血下多，子道干涩难生者，宜用猪脂油、密酥油、葱白、葵子、牛乳、滑石、榆白皮之类以润之，亦急救之法。

产时胞浆未下，但只稳守。若破后一二时辰不生，急服催生之药，如脱花煎、滑石煎、救生汤即《圆机》八十症之加味芎归汤也。盖浆乃养儿之源，浆干不产，必其胎元无力，愈迟则愈干，力必愈乏，所以速宜催之，而更当早为预备，勿待临渴掘井。

横生、逆生、侧生、碍产、盘肠、坐产等证，《万氏妇人科》已经备载，临症查考，兹不再列。盖此等证候须用手法，总在稳婆之良，次及催生之妙，更宜安其神志，勿使惊慌。

产妇胎未顺而胞先破，久而水涸，内以滑胎之药，助其气血，外用浓煎葱汤熏洗产户，使其暖而气达，自当顺下。或椒、橙叶、茱萸共煎一盆，令产妇以小凳坐盆内熏洗，或以紫苏汤皆可；或以黄芪、芎、归数斤，以大釜煎，药气氤氲满室，使产母口鼻俱受其气；内以八珍汤料一斤，益母草四两，水数碗，煎浓汁，不时饮之。

如急促无药，以产妇发稍含于口，令其恶心作呕，即下。

胞衣不出，但见无力，而别无痛胀，宜决津煎或滑脱煎、保生无忧散、局方黑神散。有以恶漏流入胞中，胀滞不出者，盖儿既脱，胞带必下坠，故胞在腹中，形如仰叶，仰则盛聚血水而胀碍难出。惟老成稳婆多有识者，但以手指顶其胞底，以使血散，或以指摸上口，攀开一角，使恶露倾泻，则腹空自落。

又以本妇发搅喉中，作呕即下，屡验。若血渗胞中，停蓄既久，为胀为痛，或喘或急，则非逐血破血不可，速用夺命丹或失笑散，以热酒调服，或牛膝散，以治腹胀。

产后忽尔眼黑头眩，神昏口噤、不知人事，古人多云：恶露乘虚上攻，故致血晕，不知此证有二：曰血晕，曰气脱也。若以气脱作血晕，而用辛香逐血化痰等剂，则毙矣，不可不慎。气脱之证，但察其面白，眼闭，口开，手冷，六脉细微，即气脱也，速用人参一二两急煎浓汤，徐徐灌之，勿以新产后不可用参，恐补住恶血之说，直待毙而后悔。血晕之证，一时昏晕，或血壅痰盛者，亦有之。如果形气、脉气有余，胸腹胀痛上冲，此血逆证也，宜失笑散。若痰盛气粗，宜二陈汤。如无胀痛气粗之类，悉属气虚，宜用大剂芎归汤。

小儿初生，天气微凉，大忌洗沐。

子死腹中，若非产期，而觉腹中阴冷重坠，或为呕恶，或秽气上冲，而舌见青黑，皆子死之证，宜速下之。交骨不开，产门不闭，无非阴气大虚，宜加味芎归汤以开之；产门不闭或为阴挺突出，或为肿胀，或为淋涩不禁，宜十全大补汤加五味子；痛而觉热者，宜加味逍遥散；忧思伤脾者，宜加味归脾汤；暴怒伤肝动火者，宜龙胆泻肝汤。

子宫不收而外坠者，宜补中益气汤加醋炒白芍，或外以黄芪汤熏洗。

一方：治产后子宫不敛，用荆芥、藿香、椿根白皮煎水洗。

一方：治产后阴脱，用绢袋盛炒热蛇床子熨之。

小　产

小产之证，有轻重，有远近，有禀赋，有人事。凡正产，出于熟落之自然；小产，由于损折之勉强。见此者，但保其母气，不致再坠，始为善矣。

妇人年及中衰，胎元无力，多致小产。常有胎既落而复又下坠，如更有一胎欲产者，非胎也，乃因气虚，而胞宫随胎下陷也。产母不知，必至惊慌，此无足虑，但以寿脾煎或八珍汤主之。

小产人所共知，暗产人未及觉。予为艰于子嗣者，简切指示，或有寓目惊心，待其长养，亦一种子方也。盖胎元始肇，一月如珠；二月如桃花；三月四月而后，血脉形体具；五月六月而后，筋骨毛发生。方其初受，不过一滴之玄津耳。此时极宜节欲，以防出脱。而少年纵情，不知禁忌。虽女人壮盛，胎元含结，保全者固多，其有兼人之勇者，恃强不泄，或泄而复战，主欲静而客不休，如醉汉狂徒，敲门撞户，顾彼水性热肠，有不启扉而随波逐浪，斯时也，落花与粉蝶齐飞，火枣共交梨并逸，合污同流，莫知其昨日孕而今日产矣。盖明产者，胎已成形，暗产者，胎仍似水，故恃强过勇者，多无子，以强弱之自相残也。纵肆不节者多不育，以盗损胎元之气也。惟有分床独宿为第一妙法。

产　后

丹溪云：产后当大补气血，即有杂证，以末治之。一切病多是血虚，皆不可发表。此言近似，然有虚者，有不虚者，宜有人之实者，但当随证随人，辨其虚实，以常法治疗，不得执有成心，概行大补，以致助邪滋患。

产后全实证，如外感风寒，头痛身热，便实中满，脉紧数洪大有力者，此表邪之实证也。又火之盛者，必热渴烦躁，或便结腹胀，口鼻舌焦黑，酷喜冷饮，眼眵，尿管痛赤，脉洪滑，此内热之实证也。又郁怒动肝，胸胁胀痛，大便不利，脉弦而滑，此气逆之实证也。又恶露未尽，瘀血上冲，心腹胀满，疼痛拒按，大便难而小便利，此血逆之实证也。又富贵之家，或过用人参、芪、术，以致气壅；或过用糖、酒、炭火，以致内热，此调摄之实证也。又产后过饱，恐其劳困，固令安逸，以致停滞，此内伤之实证也。以上姑举要者以见其概，既有表邪不得不解，火邪不得不清，内伤停滞不得不开通消导。人有强弱，产有虚实；病有真假，治有逆从，不可因丹溪一言谬执也。

《病机机要》云：治胎产之病，当从厥阴证论之。宜无犯胃气及上二焦，是为三禁，谓不可汗，不可下，不可利小便。发其汗则同伤寒下早之证，利大便则脉数而伤脾，利小便则内亡津液，胃中枯燥。但使不犯三禁，则营卫自和。

产后腹痛，最当辨察。血有留瘀而痛者，实痛也。无血而痛，虚痛也。大都痛而且胀，或上冲胸胁，或拒按而手不可近，此实痛也，宜行之散之。若无胀满，或喜揉按，或喜热熨，或得食稍缓，皆属虚痛，不可妄用推逐等剂。

凡新产之后，多有儿枕腹痛。摸之亦有块，按之亦微拒。古方谓之儿枕。皆指为胞中之宿血。此大不然。夫胞胎俱去，血海陡虚，所以作痛，胞门受伤，必致壅肿，所以亦若有块，而实非真块也。肿既未消，所以亦颇拒按。治此者，但宜安养其脏，不久即愈，惟殿胞煎为最妙，其次则四神散、五物煎皆极宜。若误认为瘀而妄用桃仁、红花、元胡、青皮之属，反损脏气。

产后外感发热，盖因临盆之际，多有露体，此时或遇风寒，乘虚易入。凡感邪气不甚虚者，宜三柴胡饮。气虚脾弱，宜四柴胡饮、五柴胡饮。肝脾肾三阴不足，宜补阴益气煎。若虚寒之甚者，宜理阴煎。产妇强壮气实，宜正柴胡饮。若兼内火盛而外邪不解，宜一柴胡饮。若风寒俱感，表里俱滞者，宜五积散。

产后有火证发热者，宜清化饮、保阴煎。若本元不虚，或火之甚而势之急者，即徙薪饮、抽薪饮亦所常用，不必疑也。

产后阴虚发热者，治当专补真阴，宜小营煎、三阴煎、五阴煎。阴虚兼火而微热者，一阴煎。阴虚兼火之甚而大热者，宜加减一阴煎。阴虚火盛，热而多汗，当归六黄汤。阴中之阳，虚火不归源而热者，大营煎、理阴煎、右归煎。血虚阳不附阴，烦热作渴，人参当归汤。气血俱虚，发热烦躁，面赤作渴，八珍汤、十全大补汤。假若热甚而脉微者，急加桂、附。

产后有去血过多发热，宜人参当归汤。

产后若肺无寒邪而见喘促，此以血去阴虚，孤阳无主，故气穷短促而浮脱于上。此实肝肾不接，无根将脱之兆，最为危候。惟贞元饮治之，颇有效验。气虚兼寒者，理阴煎。外感风寒，邪气入肺而喘急者，此必气粗胸胀，或多咳嗽，与气短似喘，上下不接者不同，治当疏散兼补，宜金水六君煎、六君子汤。寒邪入肺，气实气壅而本无虚者，六安煎，或二陈汤加苏叶。

产后发痉，乃阴血大亏证也。其证腰背反张，戴眼直视，或四肢强劲，身体抽搐。虽有刚痉、柔痉之分，总之无非血燥、血枯之病。产后去血过多，元气虚极，宜理阴煎、大补元煎、十全大补汤之类，庶保其生。若认为风痰，发散消导，必死无疑。

一产妇素虚弱，生理艰难。时当盛夏，分娩后，以背当窗而卧，不及觉，风邪乘虚而入，角弓反张，腰背如石，戴眼直视，众皆束手。一医令设大扁缸一口，着五六童男小便缸内，以褙心纸即粗草纸亦可。摺四五层，如背心宽，似头节骨至尾节骨长，乘热将纸湿透盖于背心，冷则易之，以痉定为度，定后酌方治之。此急救之法也童便用火炖热亦可。用时避风为要。

带浊遗淋

凡妇人淋带，虽分微甚，其实同类，盖带其微而淋其甚也。总因命门不固，其因有六：一以心旌之摇，摇则命门应，则失其守，此由于不遂也。一以多欲之滑，情欲无度，纵肆无节，精道滑而命门不禁，此由于太遂也。一以房事之逆，凡男女相接，迟速有异，此际妇人情与正浓，而男子精不能固，一泄了事，妇人多致中道而止，止则逆，而精无泄，则为浊为淋。此由于遂而不遂，乃女子之最多而最不肯言者。以上三证，凡带浊之由乎此者，十居八九。欲断其流，须塞其源，但恐源未及

妇科备考 一三〇

塞，而且旋触旋发，况草木之功，必不能与情窦争胜，此带浊之不易也。尚有湿热下流者，有虚寒不固者，有脾肾亏陷而不能收摄者，当因其证而治之。心旌摇动，宜清心莲子饮、直指固精丸。若无邪火，但见心虚带下，宜秘元煎。欲事过度，滑泄不固，宜秘元煎、寿脾煎、固阴煎、锁精丸、金锁思仙丹。人事不畅，宜威喜丸以利之。久不止，宜固阴煎。湿热下流，宜加味逍遥散。若热甚兼淋而赤者，龙胆泻肝汤。元气虚弱者，寿脾煎、固阴煎。阳气虚寒，脉见微涩，色白清冷，腹痛多寒，宜加姜、附或家韭子丸。脾肾气虚下陷而多带者，宜寿脾饮、固阴煎、归脾汤、补中益气汤。

妇人梦与鬼交，其证有二：一由欲念邪思，牵扰意志而为梦。此鬼生于心，而无所外干也。一由禀赋非纯，邪得以入，故妖魅敢于相犯，此邪之自外至者。内生者，不过于梦寐间常有所遇，以致遗失，及为恍惚、带浊等证，如男子梦遗一般，但女子多不肯言耳。若外有邪犯，或言笑不常，或喜幽寂，或无故悲泣而面色不变，或面带桃花，其脉乍疏乍数，左右不调，是皆妖邪之候。凡此二者，失于调理，则精血日败，真阴日亏，乃致潮热疲倦，饮食日减，经水枯，肌肉消削，脉见紧数，多致不救。治此，宜服归神汤。外宜速灸鬼哭穴。其穴以两手大指相并缚定，用艾炷于爪甲角骑缝灸之。务于两甲连肉，四处着火方效。或七壮或二七壮。两足大指，亦名足鬼眼。

癥　瘕

癥瘕，即积聚之别名。《内经》只有积聚、疝瘕，并无“癥”字之名，此世所增设者。盖癥者，徵也。成型者，由血结谓血癥，食结者谓食癥。无形者惟在气分，气滞则聚而见形，气行则散而无迹，此癥瘕之辨也。然有痛不痛之分。痛者，联于气血，气血行，动其症则愈，故易治。不痛者，不通气血，另结巢囊，药食难及，故不易治。此治之有辨也。他如肺之积曰息奔，心之积曰伏梁，脾之积曰痞气，肝之积肥气，肾之积曰奔豚，以至后世有曰痃癖曰痞块之属，亦不过以形见之处有不同，故名亦因之而异。总之，非气即血。知斯二者，则癥瘕二字已尽之矣。

血癥

血癥总由血动之时，余血未净，一有所逆，则留滞日积，渐以成癥。如在脐腹之下，暂见停蓄，而根盘未固，宜五物煎或决津煎加减主之。

妇人形气、病气俱实，或腹胀痛甚，新有所逆，但行滞止痛，宜通瘀煎、失笑散。若久而且坚，宜三积煎主之。

形气强壮而瘀血不行，或大便结闭，腹胀痛甚，有非下不可者，宜桃仁承气汤，下之最捷，或夺命丹皆可。然须详慎，非有大实不得已之症，不宜妄用。

停瘀虽甚而元气困弱，切不可攻。病久而弱，虽积难摇动，亦不可攻，宜专固根本，以渐磨之。如郁结伤脾，宜归脾汤、逍遥散、寿脾煎；脾胃虚寒，宜温胃饮、六君子汤；脾肾虚寒，大便泄泻，宜胃关煎、理阴煎；肝肾虚寒，宜大营煎、理阴煎；病久脾肾气滞而小腹痛胀，宜八味地黄丸；肝火不清，血热而滞，宜加味逍遥散。以上凡虚中兼滞者，不妨于煎药中加行气导滞之品。

久癥宿痞，气联子脏则不孕，气联冲任则月水不通，内治如前，外以阿魏膏或琥珀膏贴之。

食癥

凡饮食留聚而为癥痞者，总由脾肾气弱，治此宜酌虚实而为攻补。若形气虚弱，须先补脾胃而佐以消导。若形气充实，当先疏导为主，而佐以补脾。若气壅血滞而不行，宜乌药散；脾气虚而血不行，宜四君子汤；脾气郁而血不行，宜归脾汤；肝肾血燥而不行，宜加味逍遥散。大抵食积、痞块之证，皆以邪气盛则实，真气夺则虚，但当养正辟邪，而积自除矣。虽曰坚者削之，实者除之，若胃气未虚，或可少用。倘病久虚乏，切宜慎之。

气瘕

瘕者，假也。病在气分，气逆则甚，气散则缓，聚散无根者也。惟其无根，故能大能小，或左或右。或远胁肋而如臂如指，谓之痃癖；或下脐腹而为胀为急，谓之疝瘕。

凡气实气壅之甚而为胀为痛者，宜排气饮；若血中之气滞而为瘀为痛者，宜失笑散、通瘀煎，甚者夺命丹；疝瘕气聚者，荔香散，甚者天台乌药散；气结膀胱，小水不利，宜小分清饮、五苓散；气结大肠，干秘不行者，搜风顺气丸；水亏血虚而秘滞者，济川煎；肝气逆而为聚者，解肝煎；兼火者，化肝煎；气聚兼热，火郁不行者，抽薪饮；塞滞不行，气结胀聚者，和胃饮；三焦壅滞，气道不清而中满肿胀者，廓清饮；痰饮水气停蓄胸胁而为吞酸呕逆者，六安煎、和胃饮。以上诸法，惟气实瘕聚者宜之，凡元气不足者皆不可用。

补气以行气之剂，如圣愈汤、七福饮，皆能调心气之虚滞。参术汤能理心脾之气虚不行，独参汤能助肺以行五脏之治节。若脾胃气虚而滞者，宜六君子汤、归脾汤；脾胃虚寒而滞者，宜温胃饮、理中汤；若虚在脾胃阴分，气有不行而或为痰饮，或为胀满、呕吐、腹痛等证，宜理阴煎；若虚在血中气分而为滞为痛证，则四物汤，甚则五物煎、决津煎、大营煎；肝肾寒滞，小腹气逆而痛，宜暖肝煎；脾肾气虚，门户不固，而为滞为痛者，宜关胃饮；元气下陷，滞而不升，宜补中益气汤；元气大虚，气化不行而滞，宜五福饮、十全大补汤、大补元煎。

立按：癥瘕之病，较他症为难治，必须细细根问病缘，斟酌用方，庶不致误。若病者不守禁忌，纵嗜欲，多恼怒，其有不丧身者鲜矣。凡属此症，须知事之人提省之。

前 阴 类

妇人阴中突出，如菌如芝，或挺出数寸，谓之阴挺。此或因胞络伤损，或因分娩过劳，或因郁热下坠，或因气虚下脱，大都此症以升补元气、固涩真阴为主。如阴虚滑脱，宜固阴煎、秘元煎；气虚陷下，宜补中益气汤、十全大补汤；因分娩过劳气陷者，宜寿脾煎、归脾煎；郁热下坠者，宜龙胆泻肝汤、加味逍遥散。

水杨汤

治妇人阴中生物，痒痛牵引腰腹，多由房事太过，或因淫欲不遂，或因非理所为，以致阴户有伤，名曰阴挺。

金毛狗脊　五倍子　枯矾　鱼腥草　水杨根　黄连各一两

上为末，分四剂，用有嘴瓦罐煎汤，外预以竹筒去节，接罐嘴引热气熏入阴中，或透阴挺之上，俟汤温洗之，内服诸药。

阴肿大都即阴挺之类，然挺者多虚，肿者多热。如气陷而热，宜清化饮；气闭而热，宜徙薪饮、大分清饮；肝肾阴虚而热，宜加味逍遥散；气虚、气陷而肿，宜补中益气汤。因产伤户而肿，但调气血。或由损伤气滞，无关元气而肿，以百草汤熏洗。

治阴中肿痛，用枳壳半斤切炒，乘热以帛裹熨之，以消其外，仍用少许，乘热裹纳阴中，冷即易之。

治阴户肿，用甘菊苗叶，不拘多少，捣烂，以沸汤淋汁，熏浸洗之。

阴疮由湿热下注，或七情郁火，或纵情宫药，以致中于热痛。其外症或为阴中挺出，如蛇头者，谓之阴挺，如菌者谓之阴菌，或如鸡冠，或生虫湿痒，或内溃肿烂疼痛，常流毒水。其内证则为体倦内热，经候不调，或为饮食不甘，晡热发热，或小腹痞胀，腰胁不利，或小水淋沥，赤白带下。若肿痛内外俱溃者，芍药蒺藜煎为最佳，或四物汤加栀子、丹皮、胆草、荆芥，或加味逍遥散。湿痒者，芍药蒺藜煎，或归脾汤加柴胡、栀炭、丹皮；淋涩者，宜龙胆泻肝汤加白术、丹皮；淋涩而火盛痛胀者，大分清饮或柏薪饮；肿而坠痛者，补中益气汤加山栀、丹皮；可洗者，百草煎；可敷者，螵蛸散、完疮散。阴痒必有阴虫，微则痒，甚则痛，或浓水淋沥，多由湿热所化，名曰䘌。内服龙胆泻肝汤及加味逍遥散，外用银朱烟将银朱用纸卷烧之，以碗盖覆取烟搽鸡肝以纳之，屡易，以制其虫。

椒茱汤

治妇人阴痒不可忍，虽以热汤泡洗，有不能住手者。

花椒　吴茱萸　蛇床子各一两　藜芦五钱　陈茶一撮　炒盐二两

水五升，煎汤洗。

杏仁膏

治妇人阴痒不可忍。

杏仁炒，存性　麝香少许，为末

用旧帛裹之，缚定，火上烘热，纳阴中。

椿根皮汤

治妇人阴痒突出。

臭椿树皮　荆芥穗　藿香等分

用水煎汤，熏洗。

炙肝散

治妇人阴痒虫蚀。

用牛肝或猪肝切三寸长，大如钱，用香葱汁和匀，将肝炙热，纳阴中，良久再易，引虫出尽为度。

阴冷有寒热之分，寒由阳虚，热由湿热。假寒者，必有热证，如小便涩数黄赤、大便燥结、烦渴之类；真寒者，小便清利，阳虚畏寒。真寒者宜补其阳，用理阴煎、加减续嗣降生丹；假寒者当清其火，龙胆泻肝汤、加味逍遥散。肝肾虚寒者，宜暖肝煎、大营煎。脾胃虚寒者，宜理中汤、理阴煎、寿脾煎。

凡妇人交接即出血者，多由阴气薄弱，肾元不固，或阴分有火而然。若脾虚气陷，不能摄血，补中益气汤；脾肾虚弱，阴气不固，宜寿脾煎、归脾汤；肝肾阴虚不守者，宜固阴煎；阴火动血，宜保阴煎。

宜麟要策

种子之方，本无定轨，因人而药，各有所宜。故凡寒者宜温，热者宜凉，滑者宜涩，虚者宜补，去其所偏，则阴阳和而生化著矣。今人不知此理，而但知传方，岂宜于彼者亦宜于此耶？且或见一人偶中，遂不论药之宜否而共传其神，兢相制服，又岂知张三之帽非李四所可以戴也。

种子之法，古人言之不少，予谓未必尽善。如《广嗣诀》云：三十时辰两日半，二十八九君须算。落红满地是佳期，金水过时徒霍乱。霍乱之时枉用功，树头树底见残红。但解花开能结子，何愁丹桂不成丛。此言经期方止，子宫正开，便当布种，过此而闭，不受胎矣，然有十日半月及二十日之后受胎者，此言殊不可信者。昔有一夜夫妻百八丁，又何为其然也？若依此说，则不端之妇但于后半月为之，自无他虑矣。

《道藏经》曰：妇人月信止后，一日三日五日合者，乾道成男，二日四日六日合者，坤道成女。此以单数属阳，故成男，偶数属阴，故成女，谁不知之？而得子何难？竟有以一三五日得女者，又未必然。《褚氏遗书》曰：男女之合，二情交畅，若阴血先至，阳精后动，血开裹精，精入为骨，而男形成矣。阳精先至，阴血后参，精开裹血，血入为本，而女形成矣。

此说似若有理，细按之，则大有不然，盖相合之顷，岂堪动血，惟既结之后，则精以肇基，血以滋育，而胎渐成。或以"血"字，改为"精"字，如"阴精"先至，似无不可。又常见初笄女子，有一合而即孕者，彼于此时，畏避不暇，何云精泄，诸氏之说，似乎穿凿。

东垣曰：经水断后一二日，血海始净，精胜其血，感者成男，四五日后，血脉已旺，精不胜血，感者成女。今见求嗣者，每加功于月经初净之时，而究不免于女者，此何以故？

丹溪曰：子宫一系在下，上有两岐，中分为二，形如合钵，一达于左，一达于右。精胜其血，则阳为之主，受气于左子宫而男形成。精不胜血，则阴为之主，受气于右子宫而女形成。此乃《圣济经》"左动成男，右动成女"之说。第恐有左射右射之法，而阴中阖闭，自有其机。欲左未必即左，欲右未必即右。常见私构之顷，其锐其受，无论左右，而所产者男，安知阴阳相胜之理？则在天时人事之间，似仍别有一道。虽知此说，终无益也。

男　病

凡男子之不足，如精滑、精清、精冷及临事不坚、不热，或流而不射，或梦遗频数，或便浊淋涩，或好色以致阴虚，阴虚则腰肾痛惫，或好男风以致阳格，阳格则亢而亡阴，或过于强固，强固则胜败不洽，或素患阴疝，阴疝则肝肾乖离。此外，或以阳衰，阳衰则多寒。或以阴虚，阴虚则多热。若此，是皆男子之病，不可尽诿之妇人也。倘知其由，如宜治则调治之，应改则速改之，先其在我，后及妇人，思过半矣。

女　病

妇人所重在血，血能构精，胎孕乃成。月候应期，此其常也。其有或先或后，有一月两至，有两月一至，有枯绝不通，有频来不止，有先痛而后行，有先行而后痛，有淡色、黑色、紫色，有瘀血而为条为片，有精不充而化作白带、白浊，有子宫虚冷而阳气不能生化，有血中伏热，而阴气不能凝结，有血癥气痞子脏不收，月水不通。凡此皆真阴之病。阴血不足，不能摄育其胎。欲调经种子之法，惟以填补命门。而精血之源又在二阳心、脾之间，盖心主血，养心则血生，脾胃主饮食，健脾胃则气布，二者胥和，则气畅血行。此情志饮食又当先经脉而为之计者，亦无非补阴之源，因其病而药之也。若不知本末先后，而但以种子成方，调经丸散，不论妇人寒热虚滑，不辨药性温凉攻补，妄为制服，乌足以言宜麟之法？即如香附一物，自王好古"妇人之仙药"之说，由是妇人不论虚实，无弗用之，殊不知，气香味辛性燥，惟开郁散气，行血导滞，乃其所长。若气虚之人用之，大能泄气，血虚之人用之，大能耗血。即如古方之女金丹及四制香附丸之类，惟气实血滞者宜之。今妇人十有九虚，岂可以要药而一概用之乎？设或用之不当，非特不能种子，吾恐气血渐耗渐弱，而胎元之气必反将杳然矣。

种子秘诀

或有问于豫曰：子以《广嗣诀》、《道藏经》、《褚氏遗书》、丹溪诸说为不足凭，又以种子之方，宜于彼者，不宜于此。夫天地絪缊，万物化醇，男女构精，万物化生，此造化自然之理，然天有不生之时，地有不毛之域，则人不能无乏嗣之流矣。苟思造命而赞化育者，果有说乎？果有法乎？予曰：其中亦自有说，亦自有法。所谓说者，非为不生不毛而说，亦非为少壮强盛而说，惟能子弗子者，无后难堪，不得不有说有法，以挽回人力矣。谨将祚徵良方录于后。

程伊川先生曰：吾受气甚薄，三十而浸盛，四十五十而后完，今生七十二年矣，较其筋骨，于盛年无损也。又曰：人待老而求保生，是犹贫而后蓄积，虽勤亦无补矣。邢和叔言：吾曹须爱养精力，精力稍不足则倦，临事皆勉强而无诚意。故求嗣者，必须清心寡欲，保养元气，使不有静养之精神，恐终无刚劲之锐气，又安能直透重围而使鸠居鹊巢也？

包宏斋八十八，精神老健，多子。贾似道意其必有方术，问之。包曰：予有一服丸子药，乃不传秘方。似道欣然叩之。包徐曰：亏吃五十年独睡方。满座大笑。

真宫禅师曰：凡溺爱冶容，而作色荒，谓之外感之欲。夜深枕上，思得冶容，或成宵寐之交，谓之内生之欲。二欲绸缪染著，皆能消耗元精。道书曰：人生欲念，不与则精气散于三焦，荣华百脉。及欲想一起，欲火炽然，翕撮三焦精气流溢，并从命门输泻而出，可惧哉！孙真人《卫生歌》曰：莫教引动虚阳发，精竭容枯百病生。历观诸语，当知淫念之不敢不屏绝矣。故胃有盈虚，饱则盈而饥则虚。肾有盈虚，蓄则盈而泄则虚。盛衰由之，成败亦由之。不知所用，则得其幸而失其常耳。

宜兴吴颐山为督学归，门前建坊，题曰：四省文宗。一族子与有隙，潜写"一代人物"四字贴上，盖笑其老而无后也。公怒诉郡守，欲罪之。守曰：此事无据，且公无子，故彼相笑，须急为种子计，使螽斯①麟趾，济济一堂，彼当愧死，又何较焉？公曰：弟留心房术，不惜重资购奇药，奈百无一效。多选姬妾，皆不孕，或孕而不育。守曰：误矣，房术不如心术，若欲种子，莫先种德。乃开列十余条，曰种子方：一、佃民钱粮两数以下，查无力者，代纳。二、在官小罪，追赃罚赎者，代缴。三、遇岁荒，设粥厂或捐赈。四、宗族姻党贫者，不时馈遗。五、村落饥寒，亲自济给粟帛。六、置药疗病。七、掩骸施棺。八、修砌桥路庙宇。九、置义庄、学田。十、出役田赋税。十一、多刊善书，广传圣教。十二、谨言节欲，葆精养神。公欣然拜谢。次第举行，随即遣嫁少艾婢妾，只留朴实者一人，保元惜神，广行善事，所费未及万金，养神不满半载，妾即怀孕，以后连生三子，皆登科第，寿至八十二，无疾而逝，至今

① 螽斯（zhōngsī 中丝）：昆虫，身体绿色或褐色，善跳跃，量多易繁殖，喻多子多孙之意。

子孙犹盛。世人欲光前裕后，延年种子，宜服此良方，以求必效。

贾仁五十无子，夜梦至一府第，曰生育祠，仁叩求，主者去簿视之，曰：汝曾奸一良人妻，欲求子嗣，何可得也？仁哀恳曰：愚民无知，乞容赎罪，再能劝多人有感而化者，后举二子。天道祸淫，不加悔罪之人，于此可益信矣。

锡山顾松岩，一夕梦旌旗鼓吹，拥两童骑鹤从天降，分送王守一、吴古愚两家，且往贺以梦告之。已而，两家各生子。王子名政，吴子名学。年十八，同入泮。省试王子下第，悒悒成疾。闻有高行黄冠善请仙，守一虔叩之。乩书曰：我泰山神也，尔子政果仙吏，以尔祖父五世修德故降生，他日当为宪臣，奈尔生子后，孜孜为利，母兄死，薄殡之，欺凌嫂侄，多分其产，上帝怒夺尔子官阶。尔又不悛，短价而计并怜产，以小忿置人于法。又诱娶寡妇某氏，上帝益怒，夺尔子科。思并余阶，其寿亦不永矣，尔负天，非天负尔也。守一惶惧，已无及，后政遂陨。吴学壮年联捷，任御史，封父如其官。《易》曰：积善之家，必有余庆；积不善之家，必有余殃。孟子曰：祸福无不自已，求之者苟为善，后世子孙必有王者矣。然则种瓜生瓜，种豆生豆，未有种此而反得彼者。此豫之所谓，其中亦自有说者。惟此，凡苦于是者，惟察之信之，则祚裔之猷，或非渺小。

种 子 法

种子先从地利，有阴宅之宜子孙者，常见螽斯之多，有阳宅之宜子嗣者，惟生气太乙方为最吉。然吉地、吉人每多不期而会，所谓有德斯有人，有人斯有土。然必先有心地而后有阴地，宗枝攸系，诚有不可不讲究者。此外，如寝室交会之所，当知所宜忌。凡神前庙社之侧，井龟冢枢之旁及日月火光照临，沉阴危险之地，皆不可犯，否则夭枉残疾，及不忠不孝之辈纵而出矣，可不慎欤？

既获其地，当求其址。盖种植必先择地，砂砾之场，安望稻黍？求子必先择母，薄福之妇，安望熊罴①？姑举其显而易见者数条，以见其概。大都妇人之质，贵静而贱动，贵重而贱轻，贵厚而贱薄，贵苍而贱嫩。故凡唇短嘴小者不堪，此子处之部位也。耳小轮薄者不堪，此肾气之外候也。声细而不震者不堪，此丹田之气本也。形体薄弱者不堪，此藏蓄之宫城也。饮食纤细者不堪，此仓廪血海之源也。发焦齿龈者不堪，肝亏血而肾亏精也。睛露臀削者不堪。藏不藏而后无后也。颜色娇艳者不堪，与其华者去其实也。肉肥胜骨者不堪，子宫隘而肾气诎也。袅娜柔脆，筋不束骨者不堪，肝肾亏而根干不坚也。山根唇口多青色者不堪，阳不胜阴，必多肝脾之滞逆也。此外，如虎头熊项、黄面竖眉及声如豺狼，必多刑克，远之为宜。又若刚狠阴恶，奸险刻薄之气，恐为种类源流，子孙命脉所系，乌可忽之？不然，麟趾之诗，果亦何为而作者耶？

既择其址，须顺天时交会之际，宜择吉日良时，天德、月德及干支旺相，当避丙丁之说，顾以仓猝之顷亦安，得择而后行，似属迂远，然宗枝攸系，不可不慎。若天气晴明，光风霁月，时和气爽，自己情思清宁，精神暇裕，则随行随止，于斯得子，非惟少疾而且聪慧贤明，胎元禀赋实基于此。倘犯天地之晦冥，日月星辰之薄蚀，雷霆风雨之惨暴，以及不阴不阳候

---

① 罴（pí 皮）：熊的一种，即棕熊，又叫马熊，毛棕褐色，能爬树，会游泳。

热倏寒之变幻，凡此不正之气，犯之多夭，而知愚肾不肖，孰非禀质于天地，故下种之时，务宜择吉，而阴阳之道，亦所当知。如乾道成男，坤道成女，千变万化，阴阳而已。凡冬至、夏至，一岁之阴阳也；子东、午西，一日之阴阳也；有节、有中，月令之阴阳也；或明或晦，时气之阴阳也；节前节后，消长之阴阳也；月光潮汛，盈虚之阴阳也。知之而从阳避阴，则乾道成男，不知而背阳向阴，则坤道成女矣。再以老夫女妻言之，阴若胜矣，有颠之倒之之妙，彼强此弱，阳亦在也。有操之纵之之权，顾无往而非阴阳之用也，须明眼人鉴而悟之，笔有难以尽意者。或曰颠之倒之恐于生理不顺，予曰：阳施阴受，其理则一，彼横逆之来，非关颠倒之故。

《素女》论男有三至，女有五至。盖妇人之性静则阖，动则辟，动缘气至，乘其勃然意浓，以我蓄锐之贝投之，如长鲸之吸百川，巨舣之无滴漏，未有辟而不受者，亦未有受而不孕者。但此机在瞬息之间，未辟而投，失之太早，辟已而投，失之太迟，迟者嫌速，则犹饥待食及咽不能速者，畏迟则犹醉添杯，欲吐不得。迟速不侔，何以处之？予曰：以迟遇速，宜出奇，由径勿逞，先声或带雨行云，乘其不备以疾。遇迟宜静以自持，挑其情，动其兴，而后合。其调度处置之法，光景情状，可以默会而不可以言传也。或曰：迟速之道，固有法以御之矣，而强弱相形，未有不惧敌者。如阳强阴弱，则畏如蜂虿，避如戈矛。阳弱阴强，则闻风而靡，望尘而北。强弱相凌，期道同意，合者鲜矣。予曰：阳强阴弱，养其气血，调其经候，悦其心志，舒其肝脾，此抚弱之道也。阳弱阴强，断非清心寡欲，聚精会神不可，并须滋补左肾之阴，俾柔能克刚，安夺其魄，强何足畏，故敛迹在形，致远在气，敛迹在一时，养气非顷刻，亦在乎为之者何如耳。

蓄妾

无故蓄妾，大非美事。反目败乱，实基于此。可已则已，是齐家之一要务也。其若年迈妻衰，无后为大，则势有不得不置之者，然置之易而蓄之难，使蓄不如法，则有蓄之名而无畜之实，亦与不蓄等耳。而蓄之之法，有情况焉，有寝室焉。以情况言之，则主母见妾，大都没好脸腔，非嗔怒詈骂，即因事责其起居，或假借加以声色，是皆常情所必至。而不知产育由于气血，气血由于情怀，情怀不畅则冲任不充，冲在不充则胎孕不受，虽云置妾，果何益欤？凡畜妾之不可过严者以此。再以寝室言之，宜静，宜远，宜少。近耳目者为妙，盖私构之顷，锐宜男子，受宜妇人。其锐其受，皆由乎气，专则气聚而直前，怯则气馁而不摄，此受与不受之机也。然勇怯之由，其权在心。盖心之所至，气必至焉；心有疑惧，心不至矣；气亦随之，倘临期，惊有所闻，疑有所见，则气在耳在目，而不专及器矣。或忿或畏，则气结在心而不至器矣。气有不至，如石投水，而水则无知也，且如两阵交锋，最嫌奸细之侦伺，一心无二，何堪谗间，以相离闺思？兵机本无二致，虽然此不过为锦囊无奈者。设倘有高明贤淑，惟宗社是虑，不惟不妒，而且相怜，则愈近愈慰而远之之说，岂近人情？又若有恭谨良人小心奉治，则求容已幸，又安有远而避之之念？总之，畜妾之事，变态万千，一言难尽，惟视其人之际遇何如耳。故景岳老人亦云：其然，其然，吾未如之和也已。

世之畜妾，每择童稚，以谓得少阴滋补。但方苞方萼，生气未舒，甫童甫笄，天癸未裕，曾见有未实之谷可为种否？未足之蚕，可为茧否？强费心力而已。《易》曰：枯杨生梯，老夫得其女妻，言能成生育之功。大凡女子，二十左右，生机洋溢，交构其时。若三十以外，阴衰火炽，动能损人，亦不可以为妾。

近见艰于子嗣者，佳丽满前，以广种薄收为得计。殊不知，精气壮旺，男胜于女，则结胎成男。故寒儒经岁游学，岁暮归家，一举而得男，其精力浓厚故也。膏粱之室，争妍取怜，列屋皆是，则僧多粥薄，所育多女，且杯水车薪，勿克济事。若老年得壮盛之妇，德性温厚和平者一人，计落红始尽，妇人双岁单月，单岁双月合，阳气日时而施受，则一举成男。若壮阳弱阴以成孕，则母无余血以荫胎，必借药力滋补，生血培养，方能生子，精神体壮。如弱男衰翁得壮盛妇女，必须异床寡欲，加以药味填补精血，自然阳施阴受，生子神健易长。若不远帷幕，相火易动，则阳一举即未交，合而灵精数点，随痿而出，虽候经期，又何益哉？倘遇强阴氤氲之候，即或感而成胎，亦必易堕。苟全，足月所生之子，骨少肉多，五迟五软，多疾病，艰痘疹，非疳即惊，又安望其长年耶？豫于晚年得子，率鉴乎此。凡苦于此者，惟三复斯言。

受胎之后，更宜节欲，盖胎元始肇，根荄①无依，巩之则固，决之则流。近见小产多于大产，盖薄弱之妇与娼妓之辈，多少子息，以其子宫已滑而惯于小产。即壮盛妇女，倘遇兼人之勇，恃强不败，或败而复战，则露珠之微，有不合污同流者乎？昔者所进，今日不知其亡，世人犯此者十居六七。尝见艰嗣求方者，问其阳事，则曰能战。问其功夫，则曰耐久。问其意况，则曰人皆有子，我独无。殊不知，人皆明产，而尔独暗

---

① 荄（gāi 该）：草根。

产也。方其初受，不过一滴之玄津，一月如珠露，二月如桃花，三四月而后血脉形体具，极宜节欲，以防泛溢，奈敲门撞户，持戈相向，有不启扉而随流以逝乎？试思驴、马有孕，牡者追则踢之，名曰护胎，故无小产之患，人可不慎欤？兹谨以笔代灯，用指迷者，倘济后人，实所深愿。凡欲求嗣，勿谓我强，何虞无子？勿谓年壮，纵亦不妨。不知过者失佳期，强者无酸味，而且随得随失，习焉不察，纵肆不节，生多不育，岂悉由妇人之罪哉？欲求种子方者，当以此篇与《说约》中之小产论读而细察，则传方之思已过半矣。

经验种子方开后

男子与狂事动，阳弱精少、精滑精冷、精清，不能壮射，不克相济，故不生长。女子到老不生，或一产数年不孕，或常生女而不生男，或生而多夭，总因七情所伤，欲事过度，劳伤身体，损动脏腑，以致经脉不调，天癸不通，子宫寒冷，不能容纳收摄其精，故不生育。此药男女同服，能暖阳精而使其壮射。相济能暖子宫而使其调和容结，常服顺气，养血调经脉，疗腹痛，除带下。此豫屡试屡验。男则清心寡欲，以养其精，女则平心定气，以养其血，俱皆保守一月，早晚服后丸方，自能受孕。

当归酒洗，一两五钱　熟地姜汁炒，二两　益母草二两　吴茱萸水泡，去汁炒干，五钱　香附米四两，醋、酒、米泔水、童便各浸三日，焙干为末　白术土炒，一两五钱　陈皮去白，一两五钱　白芍盐酒炒，一两三钱　生地二两　条芩酒炒，一两　麦冬去心，一两　小面盐酒炒，五钱　丹皮酒浸，一两　没药去油，五钱　阿胶蛤粉炒成珠，二两　艾叶蕲州者佳，醋煮一两　延胡索四钱　白茯苓去皮，一两　川芎一两半夏姜汁浸，香油炒，一两　炙草三钱

如法炮制，其为细末，酒糊为丸，梧桐子大，每早晚其服百丸，空心米汤送下

种子丹

治男子阳事不举，不能坚久，精薄无子，并治妇人下元虚弱、不能受孕。服此丹，自能受孕安胎。

生地酒洗，择顶大枝头　熟地大枝，用无灰酒九蒸九晒　天冬去心　麦冬去心，各三两　鹿茸一对，重五六两者　黄柏十二两，匀作四分，酒、人乳、童便、盐水各浸一宿，俱炒褐色

以上药味俱忌铁器。为末，炼蜜为丸，梧桐子大，空心盐汤或酒送下八十丸。

鹿茸须择形如茄子，色如玛瑙，紫润圆短者为上。破之如朽木者良。毛瘦枯皱，尖长生岐者为下。太嫩者，血气未足，无力。酥涂，灼去毛，微炙用，不涂酥则伤茸。但不可炙焦，有伤气血之性。亦有用酒炙者，炙后去顶骨用茸。鹿茸不可嗅，嗅之有虫，恐入鼻颡。鹿茸与麋茸，罕能辨别。大抵其质粗壮，脑骨坚厚，毛苍黧而杂白毛者，为麋茸。其形差瘦，脑骨差薄，毛黄泽而无白者，为鹿茸。鹿茸补督脉之正阳，麋茸补督脉阴中之阳，不可不辨。

种子奇方

此药艰于子者，服至百日后，择妇人单岁双月，双岁单月，及经后阳日时，与妇人交，即能受孕，兼能固胎。久服须发不白，颜色如童。

当归一斤，童便、乳汁、酒、醋各浸一宿，晒干备用　鱼胶一斤　生地如当归制法　枸杞　沙苑蒺藜　茯苓各八两　人参四两

为末，炼蜜为丸，梧桐子大，每服八九十丸，空心煮酒

吞之。

延嗣酒

大有补益，早晚男、妇各随量饮三五杯，妇人经不对者自正，经正即受胎矣。

生地酒洗　熟地九蒸九晒　天冬去心　麦冬去心，各四两　仙灵皮八两，饭上蒸　当归二两，酒洗　枸杞一两，酒浸

俱切碎，绢袋盛入大坛酒内，重汤煮，自卯至酉为度，埋土内七日，取起用。

补益大豆方

此方秘传，固精补肾，健脾降火，乌须黑发，延年。服之既久，与妇人交感有孕，其胎自固而子多寿。

大黑豆三升　何首乌大而黑者，四两　茯苓三两　青盐八钱　甘草一两

锉为片，先晚以磁钵一个，盛豆入水八碗，用绢包药置内，次日煮之，水干为度，去药不用，取豆略晒，用磁瓶收贮，每早晚白滚汤不时服。

山精寿子丸

凡壮年之男，种玉无成，妇人从不受孕，或受胎而中怀堕落，或得正产而又生女，或生而不育，或育而夭殇，即苟延性命，难免疾病之多，此皆由正阳不足之故，均宜服此丸。

山怀二两五钱，用心结实者，蛀者勿用，脾虚易泄者多用　黄精五两二钱，取正者另杵膏待用，九蒸九晒干，杵末用更好　黑枣七两五钱，择肥大者去皮核及腐烂者，另杵膏待用　淮牛膝一两五钱，去芦净，酒拌蒸，或衬何首乌晒干用，或竟以牛膝易石斛亦可，然需加倍用石斛。生六安州山中，形如蚱蜢髀，味甘体黏方正。如孕妇忌用牛膝，竟以石斛代之，用三两方可　大何

首乌二两五钱或三两亦可，用黑豆汤浸软，木棒打碎置瓦器中，底注黑豆汤，务以豆汤拌湿，蒸一炷香时，俱冷日晒，水干又拌蒸，如是九次。夏月一日三四回蒸晒可也。晒极干称准　川杜仲二两，炒，研，取净末称准　川续断二两，酒润剥净肉，晒干　辽五味子二两，肝气郁抑、肺有热者少用　甘枸杞五两，去梗、蒂净　大熟地四两，煮熟者气味皆失，不堪用，必须九蒸九晒为妙，阴虚之人可用六两　草覆盆子三两五钱。俗名拍盘果，又名麦泡果，蔓藤有刺，叶面青，背白有齿尖，开紫花，结子聚成覆盆样子，端有芒，先绿后黄，老熟时红紫，味甘酸，可生食，四五月熟。取七八分熟者，去蒂，以酒拌，焙干，研末用，阳痿者多用。有一种木覆盆乃树上结者，只解酒毒，不补阳，勿用。一种蓬蔂名稻黄莓，其茎粗高，结子大，八九月熟，色紫黑，感秋阴所成，亦补阴虚，如阳虚不可用也。一种蛇莓系蔓生草藤，叶无刺有白毛，结子红，三四月熟，味淡，除解胃热外，余不堪用　沙苑蒺藜二两五钱，其形如猪腰子，半截米大，嗅味似绿豆，炒用。肝虚精滑者多用　川巴戟天二两，酒浸去骨，蒸熟晒干用，相火不足者多用　肉苁蓉二两，酒洗去泥甲，但不可过。洗尽腻滑，恐伤肉。隔帘烘干，再称准分两　远志二两，甘草汤浸，去骨，仍以甘草汤拌，炒干用，取净肉称准　菟丝子四两，择色异而大者，去净，以布袋盛之，洗至水清，以瓦器蒸开外皮，吐丝为度，杵烂做饼，晒干称用　白茯苓二两，选洁白者，出六英山中或云南者佳。各处市买，咀片多有连膜者，非为末水漂其膜不能去，然过水力已减矣。或用云南整块茯苓，自去膜用，不令见水，盖不切片则膜易去　山茱萸二两，去核称准，酒蒸杵烂晒干。精滑者多用，经行多或淋漓不断者多用，肝气郁结者少用

　　上药共十八味，除精、枣二膏，余皆为细末，徐徐上干精、枣膏，杵和极匀，加炼蜜为丸，小豆大，每早空心，百沸汤、盐汤下三四钱，久服愈佳。

　　立按：种子方多矣。人但知参、附、芪、硫助阳补火，不知阳长阴消，阴不敌阳，水涸火炽，而能子能育更难。此方不寒不热，药性平和，补阳不至阴消，久服长年无疾，效过多人，笔难罄述。

卷 四

《说约》论列诸方

柏子仁丸

治血虚有火，月经耗损，渐至不通，日渐羸瘦而生潮热，宜此方。

柏子仁炒研　牛膝酒拌　卷柏各半两　泽兰叶　川续断各二两
熟地黄三两，酒拌蒸烂杵膏

上为末，入地黄膏，加炼蜜丸桐子大，每服百余丸，空心米饮下。

泽兰汤

治劳怯经闭

泽兰叶二钱　当归　芍药炒，各一钱　甘草炙，五分
用水煎服。

枳壳汤

治胎漏下血，或因事下血，亦进食和中，并治恶阻。

枳壳炒　黄芩炙，各半两　白术炒，一两

上为末，每服一钱，白汤送下。

一母丸

一名知母丸，治妊娠血热顿仆，胎动不安，或欲堕胎。

知母炒为末

捣枣肉为丸弹子大，每服一丸，人参汤嚼送，或丸梧桐子大，每服三四十丸，白术汤下。

子芩散

一名黄芩散，治壮热崩中下血，是阳乘阴分，故经血泛滥。

条黄芩不拘多少，为细末

烧称锤焠酒，食前下三四钱。

一方有干姜、白芷，一方以木耳、黄芩等分为丸，俱效。

人参橘皮汤

治妊娠脾胃虚弱，气滞恶阻，呕吐痰水，饮食少进，益胃和中。一名参橘散。

人参　陈皮　麦冬去心　白术各一钱，炒　厚朴制　白茯苓各五分　炙甘草三分

上加淡竹茹一块，姜一片，水煎温服。

紫苏饮

治妊娠失调，胎气不安，上疠作痛，名曰子悬，或临产气结不下等证。

大腹皮　川芎　白芍药　陈皮　苏叶　当归各一两　人参甘草各半两

上每服一两，姜、葱水煎服。

一方有香附无人参。

参苏饮

人参　紫苏　干葛　前胡　制半夏　茯苓　陈皮各等分　枳壳麸炒　桔梗　木香　甘草各减半

姜、葱水煎服。

束胎丸

怀胎七八个月，恐胎气壮大难产，用此扶母气束儿胎易产，

然必胎气强盛者乃可服。

条黄芩酒炒，勿太热，冬月一两，夏月半两　白术三两，土炒　陈皮二两　白茯苓七钱五分

为末，粥糊丸梧桐子大，每服五十丸，白汤下。

半夏茯苓汤

治妊娠脾胃虚弱，饮食不化，呕吐不止。

半夏泡，炒黄　陈皮　砂仁炒，各一钱　茯苓二钱　甘草炒，五分

用姜、枣、乌梅水煎服。

四圣散

治胎漏下血。

条黄芩　白术土炒　砂仁　阿胶各等分，用蒲黄炒

为细末，每服二钱，艾汤调下。

此方若改为汤，砂仁用当减半。

安胎散

治妊娠卒然腰痛下血。

熟地　艾叶　白芍炒　川芎　黄芪炒　阿胶蛤粉炒　归身　甘草炙　地榆去梢，各一钱

加姜、枣，水煎服。

泰山磐石散

治妇人气血两虚，或肥而不实，或瘦而血热，或肝脾素虚，倦怠少食，屡有堕胎之患，此方平和兼养脾胃气血。如觉有热者，倍黄芩，少用砂仁。觉胃弱者，多用砂仁，少加黄芩。更宜戒欲事、恼怒，远酒、醋、辛热之物，可保无堕。较之艾、附、砂仁热补耗损气血者相去天壤也。好生君子，当以此方

广布。

人参　炙嫩芪　全当归　川续断　黄芩各一钱　川芎　白芍
酒炒　熟地各八分　白术土炒，二钱　炙草　砂仁各五分　糯米一撮

水一钟半，煎七分，食远服。

但觉有孕，三五日常用一服，四月之后方无虑也。

当归汤

治经水妄行不止及产后气血虚弱，恶露内停，憎寒发热。

归身酒洗　川芎　白芍炒　白术炒　黄芩炒，各半两　山萸肉
一两五钱

为末，每服二钱，酒调，日三服。

一方无山萸肉。气虚者，去黄芩加桂心一两。

防风黄芩丸

治肝经风热以致血崩、便血、尿血等证。

条黄芩炒黑　防风等分

为末，酒糊丸梧桐子大，每服三五十丸，食远米饮下。

胶艾汤

治妊娠顿仆，胎动不安，腰腹疼痛，或胎上抢，或去血腹痛。

阿胶炒，一两　艾叶数茎

水三碗，煎碗半，分三服。

益母地黄汤

治妊娠跌坠，腹痛下血。

生地黄　益母草各二钱　当归　炙芪炒，各一钱

姜一片，水煎服。

续断汤

治妊娠下血、尿血。

当归　生地黄各一钱　续断　赤芍各半两

为末，每服二钱，空心用葱白煎汤调下。

芍药芎归汤

即芎归补中汤，治气血虚半产。

川芎　当归　炙芪　白术炒　人参　白芍炒　杜仲炒　艾叶
阿胶炒　五味子杵，炒，各一钱　甘草炙，五分

水煎服。

千金保孕丸

治妊娠腰背痛，善于小产，服此可免堕胎之患。此即《良方》杜仲丸，但彼各等分，此续断减半。

杜仲四两，同糯米炒，去丝　川续断二两，酒洗

为末，山药糊丸桐子大，每服八九十丸，空心米饮下，忌酒、醋、恼怒。

保生无忧散

临产服之，补其血，顺其气，或胞胎肥厚，根蒂坚牢者，皆可使之易产。又可治小产瘀血腹痛。

当归　川芎　白芍　乳香　枳壳　南木香　血余各等分

水煎服。

枳壳散

能令胎瘦易产。湖阳公主每产累日不下，南山道人进此方。

粉草炒，一钱　商州枳壳麸炒，一两

为末，每服二钱，空心沸汤调，日三服。凡孕至六七月宜

服之。

温隐居方加当归、广木香各等分。此方惟胎实者宜之，若气血虚者慎用。

局方黑神散

一名乌金散，治产后恶露不尽，胎衣不下，血气攻心，腹痛不止，及治脾肾阴虚，血不守舍，吐衄等证。

黑豆二两，炒　当归去芦，酒炒　熟地　蒲黄　白芍　炙甘草　干姜炮　肉桂各一两

为末，每服二钱，童便、酒各半调服。

夺命丹

治瘀血入胞，胀满难下，急服此药，血即消，衣自下。

按：此方颇有回生丹之功用，下死胎神效。须用当归汤送下。

附子炮，半两　干漆碎之，炒尽烟　牡丹皮各一两

共为细末，另用大黄末一两，以子醋一升，同熬成膏，和前药为丸，梧桐子大，温酒吞五七丸。

一方有当归一两。

失笑散

治妇人心痛气刺不可忍，及产后儿枕畜血，恶血上攻疼痛，并治小肠气痛，更治胞衣被瘀血胀满不能出者。

五灵脂净者　蒲黄等分，俱炒

为末，每服二三钱，用酒煎热服。

按：此方若用以止痛，蒲黄宜减半。若用以止血，则宜等分，或灵脂减半亦可。

牛膝散

治胎衣不下，腹中胀痛，急服此药腐化而下，缓则不救。

牛膝　川芎　朴硝　蒲黄各三两　当归带尾,一两半　桂心
半两

共为细末，姜三片，生地黄一钱煎水，冲服五钱。

四神散

治产后血虚，或瘀血腹痛。

当归二钱　川芎　芍药炒,各一钱　炮姜五分

水煎服。

人参当归汤

治去血过多，内热短气，头痛闷乱，骨筋作痛，或虚烦
咽燥。

人参　当归　生地　桂心　麦冬去心　白芍炒,各等分

用粳米一合，竹叶十片，水二钟，煎一钟，去米入药五钱，
枣二枚，煎服。或总煎之亦可。

虚甚者加熟地黄。

归神汤

治妇人梦交盗汗，心神恍惚，四肢乏力，饮食少进。

人参　白术　茯苓　归身各一钱　枣仁炒　陈皮各八分　圆
眼肉七枚　炙草　羚羊角为末　琥珀为末,各五分

水煎去粗，投入二末，和匀食前煎。

加味续嗣降生丹

治妇人五脏虚损，子宫冷惫，不能成孕，并治男子精寒不
固，阳事衰弱，白浊梦泄，妇人带下寒热，诸虚百损，盗汗短
气，无不神效。此温隐居《求嗣保生篇》所载。云：东京焦员
外三世无嫡嗣，遇一神僧，授以此方，名续嗣降生丹。依方服
之，不及二十年，子孙数人皆贵显。此方温力有余，补力不足，

倘益以人参、白术、熟地、川芎、炙草各一两，则八珍全而温补赞育之功当非浅也，因命加续嗣降生丹。

全当归酒洗　杜仲酒炒　茯神　益智仁　龙骨煅　桂心　吴茱萸　干姜半生半熟　川椒去目　台乌药各一两　白芍酒炒　川牛膝酒浸　半夏姜制　北防风　秦艽　石菖蒲去毛　北细辛　桔梗各五钱　附子一枚，重一两者脐下作一窍，入朱砂一钱，面裹煨熟，取出朱砂，留为衣　牡蛎大片者。以童便浸四十九日，每五日一换。取出用硫磺一两为末，酒和涂遍。用皮纸糊实，米醋浸湿。外以盐泥厚固之。候干用炭五斤，煅过为末。每料只用二两余，可收贮再用

为末，以酒煮糯米糊为丸梧子大，以前朱砂为衣。每服三五十丸，渐至七八十丸，空心滚白汤，或盐汤，温酒下。

大补元煎

治男妇气血大坏，精神失守，危剧等证。此救本培元之方也。

人参补气助阳以此为主，少则一二钱，多则一二两　山药炒，二钱　杜仲二钱　熟地补精滋阴，以此为主，少则二三钱，多则二三两　枸杞二三钱　炙草一二钱　当归二三钱。若泄泻者去之　山茱萸一钱，如畏酸、吞酸者去之

水二钟，煎七分，食远温服。

如元气不足多寒者，加附子、肉桂、炮姜；气分偏虚者，加黄芪、白术；如胃口多滞者，不必用；血滞者，加川芎，去山茱萸；如滑泄者，加五味、故纸。

左归饮

此壮水之剂也，凡命门之阴衰阳胜者，宜此加减主之。此一阴煎、四阴煎之主方也。

熟地二三钱，或加至一二两　山药二钱　枸杞二钱　炙甘草一钱

茯苓一钱五分　山茱萸一二钱，畏酸者少用之

水二钟，煎七分，食远服。

如肺热而烦，加麦冬去心二钱；血滞者，加丹皮二钱；心热而燥，加玄参二钱；脾热易饥，加芍药二钱；肾热骨蒸多汗者，加地骨皮二钱；血热妄动，加生地二三钱；阴虚不宁，加女贞子二钱；上实下虚者，加牛膝二钱；血虚而燥滞者，加当归二钱。

右归饮

此益火之剂也，凡命门之阳衰阴胜者宜此加减主之。此方与大补元煎出入互用。如治阴盛格阳，真寒假热等证，宜加泽泻二钱，煎成用凉水浸冷，服之尤妙。

熟地用如前　山药炒，二钱　山茱萸一钱　枸杞二钱　甘草炙，一二钱　杜仲姜制，二钱　肉桂一二钱　制附子一二三钱

水二钟，煎七分，食远温服。

如气虚血脱，或厥或昏或汗或晕或虚狂或短气者，大加人参、白术；火衰不能生土，为呕哕吞酸者，加炮姜二三钱；阳衰中寒，泄泻腹痛，加人参、肉蔻；小腹多痛，加吴茱萸五七分；淋浊带下不止，加破故纸一钱；血少血滞，腰膝软痛，加当归二三钱。

左归丸

治真阴肾水不足，不能滋养营卫，渐至衰弱或虚热往来，自汗盗汗，或神不守舍，血不归源，或虚损伤阴，或遗淋不禁，或气虚昏运，或眼花耳聋，或口燥舌干，或腰酸体软，或精髓内亏，津液枯涸等证，俱速宜壮水之主，以培左肾之元阴而精血自充矣。

大怀熟八两　山药炒，四两　枸杞四两　萸肉四两　川牛膝酒洗，蒸熟，三两，精滑者不用　菟丝子制，四两　鹿胶敲碎，炒成珠，四两　龟胶切碎，炒成珠，四两。无火者不必用

先将熟地蒸烂杵膏，加炼蜜丸桐子大，每食前用滚汤或淡盐汤送下百余丸。

如真阴失守，虚火炎上，去枸杞、鹿胶，加女贞子三两，麦冬三两；火烁肺金，干枯多嗽，加百合三两；夜热骨蒸，加地骨皮三两；小水不利、不清，加茯苓三两；大便燥结，去菟丝子，加肉苁蓉三两；气虚者，加人参，血虚微滞，加当归四两；腰膝酸痛，加杜仲三两，盐水炒；脏平无火而肾气不充，加破故纸三两，去心莲肉、胡桃肉各四两，龟胶不必用。

右归丸

气不足，或先天禀衰，或劳伤过度，以致命门火衰，不能生土，而为脾胃虚寒，饮食少进，或呕恶膨胀，或翻胃噎膈，或怯寒畏冷，或脐腹多痛，或大便不实，泻痢频作，或小水自遗，虚淋寒疝，或寒侵溪谷而肢节痹痛，或寒在下焦而水邪浮肿。总之，真阳不足者，必神疲气怯，或心跳不宁，或四体不收，或眼见邪祟，或阳衰无子等证，俱速宜益火之源，以培右肾之元阳，而神气自强矣。

大怀熟地八两　山药炒，四两　山茱萸微炒，三两　枸杞微炒，四两　鹿角胶炒珠，四两　菟丝子制，四两　杜仲姜汤炒，四两　当归三两，便溏勿用　肉桂二两，渐可加至四两　制附子二两，渐可加至五六两

上丸法如前，白汤送下。

阳衰气虚加人参，人参之功随阴阳之剂而行，欲补命门之阳，非参不能捷效；如阳虚精滑，带浊便溏，加补骨脂酒炒三

两；飧泄肾泄不止，加北五味三两，肉豆蔻三两面炒去油用；饮食减少，或不易化，或呕恶吞酸，皆脾胃虚寒之证，加干姜三两炒黄用；腹痛不止，加吴茱萸二两汤泡半日，炒用；腰膝酸痛，加胡桃肉连皮四两；阴虚阳痿，加巴戟肉四两，肉苁蓉三两。

五福饮

凡五脏气血亏损者，此方能兼治之。

人参随宜，心药　熟地随宜，肾经　当归二三钱，肝经　白术一钱，炒，肺经　炙草一钱，脾经

水二钟，煎七分，食后温服。或生姜三五片。

或宜温者加姜、附，宜散者加升麻、柴、葛，左右逢源无不可也。

七福饮

治气血俱虚而心脾为甚者，即前方加枣仁二钱炒，志肉三五分甘草水制用。

一阴煎

此治水亏火胜之剂，故曰一阴。凡肾水真阴虚损，虚火发热及阴虚动血等证，或疟疾伤寒屡散之后，取汗既多，脉虚气弱而燥渴不止，潮热不退，此以汗多伤阴，水亏而然，宜用此加减主之。

生地二钱　熟地三五钱　芍药二钱，酒炒　麦冬去心，二钱　甘草炙，一钱　牛膝一钱五分　丹参二钱

水二钟，煎七分，食远温服。

火盛烦躁，入龟胶二三钱化服；气虚，用人参；心虚不眠，多汗，加枣仁、当归各一二钱；汗多烦躁，加五味子十粒，或山药、山茱萸；如见微火，加女贞子一二钱；虚火上浮，或吐

血、衄血不止，加泽泻一二钱，茜根二钱，或加川续断一二钱以涩之。

二阴煎

此治心经有热，水不制火。凡警狂失志，多言多笑，或疮疹烦热，失血等证。

生地二三两　麦冬二三两　枣仁炒，二钱　生甘草一钱　玄参一钱五分　黄连一二钱　茯苓一钱五分　木通一钱五分

水二钟，加灯草二十根，或竹叶亦可，煎七分，食远服。

如痰胜热甚者，加九制胆星一钱，或天花粉一钱五分。

三阴煎

治肝脾虚损，精血不足，及营虚失血等证。凡中风血不养筋，及疟痰汗多，邪散而寒热犹不能止，是皆少阳厥阴阴虚少血之病。微有火者，宜一阴煎；无火者此方主之。

当归二三钱　熟地三五钱　炙草一钱　白芍酒炒，二钱　枣仁二钱，炒　人参随宜

水二钟，煎七分，食远服。

呕恶，加生姜三五片；汗多烦躁，加五味子十四粒；汗多气虚，加炙芪一二钱；小腹隐痛，加枸杞二三钱；胀闷，加陈皮一钱；腰膝筋骨无力，加杜仲、牛膝。

四阴煎

此保肺清金之剂，治阴虚劳损，相火炽盛，津枯烦渴，咳嗽吐衄，多热等症。

生地二三钱　麦冬二钱，去心　白芍二钱　百合二钱　沙参二钱生甘草一钱　茯苓一钱五分

水二钟，煎七分，食远服。

夜热盗汗，加地骨皮一二钱；痰多气盛，加川贝母二钱，阿胶一二钱，花粉亦可；如干燥喘咳，加熟地三五钱；汗多不眠，神魂不宁，加枣仁二钱；多汗兼渴，加北五味十四粒；热甚，加黄柏一二钱盐水炒，或玄参亦可，但分上下用之；如血燥经迟，加牛膝二钱；血热吐衄，加茜根一二钱；火旺便燥或肺干咳咯者，加天门冬二钱；火载血上行，去甘草，加炒栀一二钱。

五阴煎

凡阴亏、脾虚、失血等证，或见溏泄未甚者，所重在脾，忌用润滑。

熟地五七钱　山药炒，二钱　扁豆炒，二三钱　炙草一钱　茯苓一钱五分　芍药炒黄，二钱　北五味二十粒　人参随用　白术炒，一二钱

水二钟，加莲肉去心二十粒，煎服。

大营煎

治真阴精血亏虚损，及妇人经迟血少，腰膝筋骨疼痛，或气血虚，寒心腹疼痛等症。

当归二三钱或五钱　熟地三五七钱　枸杞二钱　炙草一钱　杜仲二钱　牛膝一钱五分　肉桂一二钱

水二钟，煎七分，食远温服。

如寒滞在经，气血不能流通，筋骨疼痛之甚，加制附子一二钱；如带浊腹痛者，加故纸一钱炒用；气虚，加入人参、白术；中气虚寒呕恶，加炒焦干姜。

小营煎

治血少阴虚。

当归二钱　熟地二三钱　芍药酒炒，二钱　山药炒，二钱　枸杞二钱　炙甘草一钱

水二钟，煎七分，食远温服。

惊恐怔忡，不眠多汗，加炒枣仁、茯神各二钱；虚寒，加生姜；气滞有痛，加香附一二钱。

补阴益气煎

此补阴益气之变方也，治劳倦伤阴，精不化气，或阴虚内乏，以致外感不解，寒热痎①疟，阴虚便结不通等证。凡属阴气不足而虚邪外侵者，用此升散无不神效。

人参一二钱　当归二三钱　山药酒炒，二三钱　熟地三五钱或七八钱　陈皮一钱　炙草一钱　升麻蜜炙，三五分，火浮于上者勿用　柴胡一钱，无外邪者勿用

水二钟，加生姜五片，煎八分，食远温服。

理阴煎

此理中汤之变方也，凡脾肾中虚等证宜用。此方通治真阴虚弱，胀满呕哕，痰饮恶心，吐泻腹痛，妇人经迟血滞。又凡真阴不足或素多劳倦之辈，因而忽感寒邪，不能解散，或发热，或头身疼痛，或面赤舌焦，或虽渴而不喜冷饮，或背心肢体畏寒，但脉见无力者，悉是假热之证。若用寒凉攻之必死，宜速用此汤，照后加减，以温补阴分，托散表邪，连进数服使阴气渐充，则汗从阴达而寒邪不攻自散，此最切于时用者也，神效不可尽述。

熟地三五钱或七钱　当归二三钱　炙甘草一二钱　干姜一二钱

---

① 痎（jiē 接）：指二日一发的疟疾。

水二钟，煎七八分，热服。

或加肉桂一二钱。此方加附子，即名附子理阴煎，再加入人参，即名六味回阳饮，治命门火衰，阴中无阳等证。若风寒外感，邪未深入，但见发热身痛，脉数不洪，凡内无火证，素禀不足者，但用此方加柴胡一钱五分或二钱，连进一二服，其效如神。若寒凝阴盛而邪难解者，加麻黄一钱，或不用柴胡亦可，恐其清利也，此寒邪初感，温散第一。若阴胜之时，外感寒邪，背心畏寒加细辛一钱；甚者，再加附子一二钱，或并加柴胡以助之。阴虚火盛，其有内热，不宜用温。而气血俱虚，邪不能解者，宜去姜、桂，单以三味加减与之，或只加人参亦可。脾肾两虚，水泛为痰，或呕或胀，前方加茯苓一钱五分，或加白芥子五分以行之。泄泻不止及肾泻者，少用当归，或并去之，加山药、扁豆、吴茱萸、破故纸、肉豆蔻之属。腰腹痛，加杜仲、枸杞。腹中胀滞疼痛，加陈皮、木香、砂仁之属。

四味回阳饮

治元阳虚脱，危在顷刻者。

人参一二两　制附子二三钱　炙甘草一二钱　炮姜二三钱

水二钟，武火煎七八分，温服，徐徐饮之。

逍遥饮

治妇人思郁过度致伤心脾冲任之源，血气日枯，渐至经脉不调。

当归二三钱　白芍一钱五分　熟地三五钱　枣仁炒，二钱　茯神一钱五分　志肉甘草水炒，三五分　陈皮八分　炙甘草一钱

水二钟，煎七分，食远温服。

气虚，加人参；经水过期兼痛滞者，加酒炒香附一二钱。

决津煎

治妇人血虚经滞不能流畅而痛极者，当以水济水，若江河一决而积垢皆去，此用补为泻之神剂也。如气虚者宜少用香陈之类；甚者，不用亦可。

当归三五钱或一两　泽泻一钱五分　牛膝二钱　肉桂一二钱　熟地二三钱或五七钱　乌药一钱，气虚者不用亦可

水二钟，煎七八分，食前服。

呕恶，加焦姜一二钱；阴滞不行，非附子不可；气滞痛胀，加香附一二钱或木香五六分；血滞血涩，加酒炒红花一二钱；小腹不暖而痛极者，加吴茱萸七八分；大便结涩，加肉苁一二钱；微者，以山楂代之。

五物煎

治妇人血虚凝滞，蓄积不行，小腹痛极，产难经滞及痘疮、血虚、寒滞等症。此即四物汤加肉桂也。

当归三五钱　熟地三四钱　白芍炒，一钱　川芎一钱　肉桂一二钱

水一钟半，煎服。

胃寒呕恶，加干姜炮用；水道不利，加泽泻或猪苓；气滞，加香附或丁香、木香、砂仁、乌药；阴虚疝痛，加小茴香；血瘀不行，脐下若覆杯，渐成积块者，加桃仁或酒炒红花；痘疮、血虐、寒胜寒邪在表者，加细辛、麻黄、柴胡、紫苏之类。

调经饮

治妇人经脉阻滞，气逆不调，多痛而实者。

当归三五钱　牛膝二钱　山楂二钱　香附二钱　青皮　茯苓各一钱五分

水二钟，煎七八分，食远服。

因不避生冷而寒滞其血者，加肉桂、吴茱萸之类；兼胀闷者，加厚朴一钱姜汁炒，或砂仁亦可；气滞者，加乌药二钱；痛在小腹，加小茴香一钱五分。

通瘀煎

治妇人气滞血积，经脉不利，痛极拒按，及产后瘀血实痛，并男妇血逆血厥等症。

归尾三钱　山楂　香附　红花新者、炒黄各二钱　乌药一钱
青皮一钱五分　木香七分　泽泻一钱五分

水二钟，煎七分，加酒一二小杯，食前服。

兼寒滞者，加肉桂一钱，或吴茱萸五分；火盛内热，血燥不行，加炒栀一二钱；微热血虚，加芍药二钱；血虚涩滞，加牛膝；血瘀不行，加桃仁去皮、尖十粒，或苏木延胡索之属；瘀极而大便结燥，加大黄一二钱。不效，再加芒硝。

胎元饮

治妇人冲任失守，胎元不安不固者，随症加减用之。或间日，或二三日常服一二剂。人参随宜，无亦可。

当归　杜仲　芍药各二钱　熟地二三钱　白术土炒，一钱五分
炙甘草一钱　陈皮七分，无滞者不必用

水二钟，煎七分，食远服。

下元不固而多遗浊者，加山药、补骨脂、五味子之类；气分虚甚，倍白术加炙芪，但芪、术气浮，能滞胃口，倘胸膈有饱闷不快者，须慎用之；如虚而多寒兼呕者，加炮姜七八分或一二钱；虚而兼热，加黄芩一钱五分，或加生地二钱，去杜仲；阴虚小腹作痛，加枸杞二钱；多怒气逆者，加香附或砂仁；有

所触而动血者，加川续断、阿胶各一二钱；呕吐不止，加半夏法制一二钱，生姜三五片。孕妇虽忌半夏，但有病以病受之，不必拘泥，或因其性燥炒黄色用之。

滑胎煎

胎前临月，宜常服数剂，以便易生。

当归三五钱　川芎七分　杜仲二钱　熟地三钱　枳壳七分　山药二钱

水二钟，煎八九分，食前温服。

气体虚弱者加人参、白术；便实多滞者加牛膝。

殿胞煎

治产后儿枕疼痛等证如神。

当归五七钱或一两亦可　川芎　炙甘草各一钱　茯苓一钱　肉桂一二钱或五七分

水一钟，煎八分，热服。

寒而呕，加干姜炒黄色一二钱；血热多火，去肉桂加酒炒芍药一二钱；阴虚者，加熟地三五钱；气滞者，加香附一二钱或乌药亦可；腰痛，加杜仲一二钱。

脱花煎

凡临盆将产者，宜先服此药，催生最宜，并治产难经日，或死胎不下，俱妙。

当归七八钱或一两　肉桂一二钱或三钱　川芎　牛膝各二钱　车前子一钱五分　红花一钱，催生不用此味

水二钟，煎八分，热服，或服后饮酒数杯亦妙。

胎死腹中或坚滞不下者，加朴硝三五钱即下；气虚困剧，加人参；阴虚者，加熟地三五钱。

清化饮

治妇人产后因火发热，及血热妄行，阴亏，诸火不清等证。

芍药　麦冬去心，各二钱　丹皮　茯苓　黄芩　生地各二三钱

金钗石斛三钱，煎碎，先煎，后入群药，以石斛质淡故也

石斛水钟半，煎七分，食远温服。

骨热多汗者，加地骨皮一钱五分酒洗；热甚而渴，或头痛，加熟石膏一二三钱；下热便涩，加木通一二钱，或黄柏、栀子炒，皆可用之；兼外邪发热，加柴胡一二钱。

立按：丹溪云：芍药酸寒，大伐发生之气，产后忌用。时医每多宗之，予治阴气散失之证，加倍用之，屡见奇效。夫芍药之寒，不过于生血药中稍觉其清，非若芩、连之大苦大寒也。阴亏于下，血热妄行，虚火愈炎，必用芍药之性，清酸而收。予谓实产后之要药也。若产妇年力方壮而饮食药饵，太补过度，以致产后动火者，切宜戒之，不可不辨也。

凉胎饮

治胎气内热不安等证。

生地　芍药各二钱　黄芩　当归各一二钱　甘草七分　枳壳

石斛各一钱　茯苓一钱五分

水一钟，煎七分，食远服。

如热甚，加黄柏一二钱。

荔香散

治疝气痛极，凡在气分者，最宜用之，并治小腹气痛。又心腹久痛方附后。

荔枝核炮微焦　大茴香各等分，炒

为末，用好酒调服二三钱。

寒甚者，加制过吴茱萸，减半用之。凡心腹胃脘久痛，屡触屡发者，惟妇人多有之，用：

荔枝核一钱　木香八分

为末，清汤调服一钱。

芍药蒺藜煎

治遍身湿热疮疹，及下部红肿热痛，诸疮，神效，外以螵蛸粉敷之。

龙胆草　栀子　黄芩　木通　泽泻各一钱五分　芍药　生地各二钱　白蒺藜连刺捣碎，五钱；甚者一两

水二钟，煎八分，食远服。

火不甚者，去龙胆、栀子，加当归、茯苓、薏苡仁之属；湿毒甚者，加土茯苓。

百草煎

治百般痈毒，诸疮，损伤疼痛，腐肉肿胀，或风寒湿气留聚走注疼痛等证。

百草，凡田野山间者，无拘品数，皆可用。以山草辛香者为胜，冬月可用干者，须预为收采之。上不论多寡，浓煎，乘热熏洗患处，仍用布帛蘸熨良久，令药气蒸透，然后敷贴他药，每日二三次。若洗水鼓肿胀，每次须用草二三十斤，煎浓汤二三锅，用大盆乘贮，以席簟遮风熏洗良久，每日一次或二次，内服廓清饮，妙甚。

螵蛸散

治湿热破烂，毒水淋漓等疮，或下部肾囊，足股肿痛，下疳诸疮，无不神效。

海螵蛸不必浸淡　人中白或人中黄，硇砂亦可，等分

上为细末，先以百草多煎浓汤，乘热熏洗后，以此药掺之。如干，或以麻油，或熬熟猪油，或蜜水调敷。若肿而痛甚者，加冰片少许；湿疮脓水甚者，加密陀僧等分，或煅过官粉，或煅制炉甘石更佳。

完疮散

治湿烂诸疮，肉平不敛，及诸疮毒内肉既平而口有不收者，皆宜此最妙。

滑石飞净，一两　　赤石脂飞净，五钱　　粉甘草三钱

上为末，或干掺，或麻油调敷。

痒，加矾一钱。痒甚，必有虫，用水银三钱，松香二钱，研匀后拌前药和匀敷之。

金水六君煎

治肺肾虚寒，水泛为痰，或年遇阴虚，气血不足，外受风寒，咳嗽呕恶，多痰喘急等证。

当归二钱　　熟地三五钱　　陈皮一钱五分　　制半夏二钱　　茯苓二钱
炙甘草一钱

水二钟，生姜三片，煎七八分，食远温服。

如大便不实兼湿者，去当归加山药；痰盛气滞，胸胁不快，加白芥子七八分；阴寒而嗽，加细辛五七分；兼表邪寒热者，加柴胡一钱。

六安煎

治风寒咳嗽，及非风初感，痰滞气逆。

陈皮一钱五分　　制半夏二钱　　茯苓二钱　　甘草一钱　　杏仁去皮、尖，一钱　　白芥子五七分，老年气弱勿用

水一钟半，加生姜三片，煎七分，食远服。

外感风邪，咳嗽而寒气盛者，加北细辛七八分；冬月严寒邪盛，加麻黄、桂枝亦可；风胜而邪不甚，加防风或苏叶一钱；头痛鼻塞，加川芎、白芷、蔓荆；兼寒热者，加柴胡、苏叶；风邪咳嗽不止，兼肺胃之火者，加黄芩一二钱；甚者，再加知母、石膏，所用生姜只宜一片；寒邪咳嗽痰不利者，加当归二三钱，老年者尤宜。

和胃饮

治寒湿伤脾，霍乱吐泻，及痰饮水气，胃脘不清，呕恶，胀满腹痛等证。此即平胃散之变方也。呕吐等证多有胃虚者，一闻苍术之气即动呕恶，故以干姜代之。

陈皮　厚朴姜汁炒，各一钱五分　干姜炮，一二钱　炙甘草一钱

水一钟半，煎七分，温服。

藿香、木香、茯苓、半夏、扁豆、砂仁、泽泻之类，皆可随症加之。若胸腹有滞而兼时气寒热者，加柴胡。

平胃散

白术土炒，一钱　苍术米泔浸制　厚朴姜制，七分　陈皮　炙甘草各四分　姜一片

水煎服。

排气饮

治气逆、食滞、胀痛等症。

陈皮一钱五分　木香七分　藿香一钱五分　香附二钱　枳壳一钱五分　泽泻二钱　乌药二钱　厚朴二钱

水一钟半，煎七分，热服。

如食滞，加山楂、麦芽；寒滞，加焦干姜、吴茱萸、肉桂；气滞，加白芥子、沉香、青皮、槟榔；呕而兼痛，加半夏、丁

香；痛在小腹，加小茴香；兼疝者，加荔枝核煨热捣碎。

解肝煎

治暴怒伤肝，气逆胀满，阴滞等症。如兼肝火者，宜化肝煎。

陈皮 半夏 厚朴 茯苓各一钱五分 苏叶 芍药各一钱 砂仁七分

水一钟半，加生姜三片，煎服。

胁筋胀痛，加白芥子一钱；胸膈气滞，加枳壳、香附、藿香。

小分清饮

治小水不利，湿滞肿胀，不能受补。

茯苓二三钱 泽泻二三钱 薏苡仁二钱 猪苓二三钱 枳壳一钱 厚朴一钱

水一钟半，煎七分，食前服。

阴虚水不能达者，加生地、牛膝各二钱；内热而寒滞不行者，加肉桂一钱。

廓清饮

治三焦壅滞，胸膈胀满，气道不清，小水不利，年力未衰，通身肿胀，或肚腹单胀，气实非水等证。

枳壳二钱 厚朴一钱五分，姜汁炒 大腹皮一二钱，酒洗 白芥子五七分 萝卜子生捣一钱，如中不甚胀能食者不必用 茯苓连皮用，二三钱 泽泻二钱 陈皮一钱

水一钟半，煎七分，食远温服。

如内热多火，小水数热，加栀子、木通各一二钱；身黄小水不利，加茵陈一钱；小腹胀满，大便坚实不通，加生大黄三

钱；肝滞胁痛，加青皮；气滞胸腹疼痛，加乌药、香附；食滞，加山楂、麦芽。

小和中饮

治胸膈胀闷，或妇人胎气滞满。

陈皮一钱五分　山楂二钱　茯苓　厚朴各一钱五分　甘草五分　扁豆炒，二钱

水一钟半，加生姜三片，煎服。

如呕，加制半夏一钱；胀满气不顺，加砂仁七八分；火郁于上，加炒栀子；妇人气逆血滞，加紫苏梗、香附；寒滞不行，加干姜、肉桂。

赤金豆：亦名八仙丹，治诸积不行，凡血凝气滞，疼痛肿胀，虫积结聚，癥瘕等证，此丸去病甚捷，较之硝、黄、棱、莪之类，过伤脏气者，大为胜之。

巴豆霜去皮、膜理，略去油，一钱五分　生附子切片，略炒燥，二钱　皂角炒微焦，二钱　轻粉一钱　丁香　木香　天竺黄各三钱　朱砂二钱，为衣

为末，醋浸蒸饼为丸，萝卜子大，朱砂为衣。欲渐去者，每服五七丸；骤行者，每服一二十丸。用滚水或姜、醋、茶、蜜、茴香、使君子肉，煎汤送下。若利多不止，饮冷水一二口，即止。盖此药得热则行，见冷即止。气湿、实滞、鼓胀，先用红枣煮熟，取肉一钱许，随用七八丸；甚者，一二十丸，同枣肉研烂，以热烧酒加白糖少许送下。如治虫痛，亦用枣肉加服，只用汤送。

济川煎

凡病涉虚损而大便闭结不通，则硝、黄攻击等剂必不可用。

若势有不得不通者，宜此主之。此用通于补之剂也。

当归三五钱　牛膝二钱　肉苁蓉酒洗去鳞，二三钱　泽泻一钱五分　升麻五七分　枳壳一钱，虚甚者不必用

水一钟半，煎七八分，食前服。

气虚，加人参；有火，加黄芩；肾虚，加熟地。

贞元饮

治气短似喘，呼吸促急，提不能升，咽不能降，气道噎塞，势剧垂危。常人但知气急其病在上，而不知元海无根，亏损肝肾，此子午不交气脱症也。尤为妇人血海常亏者最多，此证宜急用此饮以济之。倘庸医不知，妄云痰逆气滞，用牛黄、苏合等丸，及青、陈、枳壳破气等剂，则速其危矣。

熟地七八钱，甚者一二两　炙甘草一二钱　当归二三钱

水二钟，煎八分，温服。

气虚加人参；肝肾阴虚，手足厥冷，加肉桂；兼呕恶或恶寒，加煨姜三片。遇泻痢已久，脾家于地黄有碍，偏袒此症，有不得不用者，将熟地黄用铜锅或新瓦上炒略焦用之，佐以肉桂，无不神效。予在西江年久，多遇此症，并治气短、喘促、将脱各危症，用之辄应。大凡此症，脉必微细无神，若微而兼紧，尤为可畏。

一柴胡饮

一为水数，从寒散也。凡感四时不正之气，或为发热，或为寒热，或因劳因怒，妇人热入血室，或产后经后感冒风寒，以致寒热如疟等证，但外有邪而内兼火者，须从凉散。

柴胡二钱　黄芩一钱五分　白芍二钱　生地一钱五分　陈皮一钱五分　甘草八分

水一钟半，煎七八分，温服。

内热甚者，加连翘去心一二钱；外邪甚者，加北防风一钱；邪结在胸而痞满，去生地加枳实一二钱；热在阳明胃大肠而兼渴者，加天花粉或葛根一二钱；热甚者，加知母、石膏。

二柴胡饮

二为火数，从温散也。凡遇四时外感，或其人元气充实，脏气平素无火，或时候适逢寒胜之令，本无内热等证者，皆不宜妄用凉药，以致寒滞不散，则为害非浅。

陈皮一钱五分　制半夏二钱　细辛一钱　厚朴一钱五分　生姜三五片　柴胡一钱五分　甘草八分

水一钟半，煎八分，温服。

如邪盛加羌活、白芷、防风、紫苏之属；头痛不止加川芎；多湿加苍术；阴寒气胜，必加麻黄一钱，或兼桂枝，不必疑也。

三柴胡饮

三为木数，从肝经血分也。凡人素禀阴分不足，或肝经血少而偶感风寒者，或感邪不深可兼补而散者，或病后、产后有不得不从解散，而血气虚弱不能外达者，宜此方主之。

柴胡二三钱　白芍一钱五分　炙甘草一钱　陈皮一钱　生姜三片当归二钱，溏泄者易以熟地

水一钟，煎七八分，温服。

四柴胡饮

四为金数，从气分也。凡人元气不足，或忍饥劳倦而外感风寒，或六脉紧数微细，正不胜邪，必须培助元气，再兼解散，庶可保全，宜此主之。

柴胡一二钱　炙草一钱　生姜三片　当归二三钱，泻者少用　人

参酌用

水二钟，煎七八分，温服。

五柴胡饮

五为土数，从脾胃也。脾土为五脏之本，凡中气不足而外邪有不散者，非此不可，与四柴胡饮相表里，但四柴胡饮只调气分，此则兼培气血，以逐寒邪，尤切于时用者也。

柴胡一二钱　当归二三钱　熟地三五钱　白术二三钱，土炒　芍药炒，一钱五分　炙草一钱　陈皮酌用

水一钟半，煎七分，食远热服。

寒胜无火，减芍药加生姜，或炮姜一二钱，或再加桂枝亦可；脾滞，减白术；气虚，加人参；腰痛，加杜仲；头痛，加川芎；劳倦伤脾阳虚，加升麻一钱。

正柴胡饮

凡外感风寒，发热恶寒，头疼身痛，痎疟初起等证，凡血气平和，宜从平散者，此方主之。

柴胡一二钱　防风一钱　陈皮一钱五分　芍药二钱　甘草一钱　生姜三片

水一钟半，煎七八分，热服。

头痛，加川芎；热而兼渴，加葛根；呕恶，加半夏；湿胜，加苍术；胸腹有微滞，加厚朴；寒气盛而邪不易解者，加麻黄一钱，去浮沫服之，或苏叶亦可。

保阴煎

治男妇带浊，遗淋色赤带血，脉滑，多热，便血不止，及血崩血淋，或经期太早，凡一切阴虚内热动血等证。

生地　熟地　芍药各二钱　山药　川续断　黄芩　黄柏各一

钱五分　甘草一钱

水二钟，煎七分，食远温服。

如小水多热，或兼怒火动血者，加炒栀子；骨蒸潮热，加地骨皮一钱五分；肺热多汗，加麦冬去心、枣仁炒；血热甚，加川黄连一钱；血虚血滞，筋骨肿痛，加当归二三钱；气滞而痛，去熟地加陈皮、青皮、丹皮、香附之属；血脱血滑，及便血久不止者，加地榆去梢，炒一二钱，或乌梅一二个，或百药煎一二钱，文蛤亦可。少年血气正盛，不必用熟地、山药。肢节筋骨疼痛或肿者，加秦艽、丹皮各一二钱。

抽薪饮

治凡诸火炽盛而不宜补者。

黄芩　石斛　木通　栀子炒　黄柏各一二钱　枳壳一钱五分泽泻一钱　甘草三分

水一钟半，煎七分，食远温服。如内热者，冷服亦可，总视病人之所喜。

热在肌肤，加连翘、花粉；热在血分、大小肠，加槐花、黄连；热在头面，或烦躁便实者，加生石膏；热在下焦，小便痛涩，加龙胆草、车前；热在阴分，津液不足，加门冬、生地、芍药之类；热在脾胃，实结者，加大黄、芒硝。

徙薪饮

治一切内热未甚者。

陈皮八分　黄芩二钱　麦冬去心　白芍　黄柏　茯苓　丹皮一钱五分

水一钟半，煎七分，食远温服。

如多郁气逆，伤肝胁筋①疼痛，或致动血者，加青皮、枝子炒。

大分清饮

治积热闭结，小水不利，或致腰腹下部极痛，或湿热下利，黄疸溺血，邪热畜血，腹痛淋闭等证。

茯苓　泽泻　木通各二钱　猪苓　栀子　枳壳　车前子各一钱

水一钟半，煎八分，食远温服。

内热甚者，加黄芩、黄柏、龙胆草之属；如大便坚实胀满者，加大黄二三钱；黄疸小水不利热甚者，加茵陈一二钱；邪热畜血腹痛，加红花、青皮或一钱或五分。

化肝煎

治怒气伤肝，因而气逆动火，致为烦热胁痛胀满动血等证。

青皮　陈皮各二钱　芍药二钱　丹皮　栀子炒　泽泻各一钱五分，如血见下部者以甘草代之　土贝母二三钱

水一钟半，煎七八分，食远温服。

大便下血，加地榆去梢；小便下血，加木通各一钱五分；兼寒热者，加柴胡一钱；火盛，加黄芩一二钱；胁腹胀痛，加白芥子一钱；胀滞多者，勿用芍药。

温胃饮

治中寒呕吐，吞酸泄泻，不思饮食，及妇人脏寒呕恶，胎气不安等证。

人参一二钱　白术炒，一二钱　扁豆炒，二钱　陈皮一钱　干姜

① 筋：疑误，当作"肋"。

炒焦，一二钱　炙草一钱　当归一二钱，滑泄者勿用

水二钟，煎七分，食远温服。

下寒带浊，加破故纸一钱；气滞或兼胸腹痛，加藿香、木香、白豆蔻、砂仁、白芥子；兼外邪及肝肾之病，加桂棱、肉桂、柴胡；脾气陷而身热，加升麻五分；水泛为痰，胸腹痞满，加茯苓一二钱；脾胃虚极，大呕大吐不能止者，倍参、术，仍加胡椒二三分，煎熟，徐徐服之。

五君子煎

治脾胃虚寒，呕吐泄泻而兼湿者。

人参一钱　白术炒　茯苓各二钱　炙甘草一钱　干姜炒黄，一钱

水一钟半，煎服。

寿脾煎

一名摄营煎。治脾虚不能摄血等证。凡忧思郁怒，积劳，及误用攻伐等药致伤脾胃，以致中气亏陷，神魂不宁，大便脱血不止，或妇人无火崩淋等症，凡兼呕恶尤为危候，速用此方，单救脾气，则统摄故而血自归源，此归脾汤之变方也。

白术炒，二三钱　当归二钱　山药二钱　炙甘草一钱　枣仁炒，一钱五分　志肉制，三五分　干姜炮，一二钱　莲肉炒，去心，二十粒　人参随宜

水二钟，煎服。

血未止，加乌梅二个；凡胃酸者，或易地榆去梢炒一钱五分；滑脱不禁，加醋炒文蛤一钱；下焦虚滑不禁，加鹿角霜二钱为末，搅入药中服之；气虚甚者，加炙黄芪二三钱；气陷而坠，加炒升麻五七分，或白芷亦可；溏泄，加补骨脂；阳虚胃寒，加制附子一二钱；血去过多，阴虚气馁，心跳不宁，加熟

地五六钱。

胃关煎

治脾肾虚寒作泻，腹痛不止，冷痢等症。

熟地三五钱　山药炒，二钱　白扁豆炒，二钱　炙甘草一钱　焦干姜一二钱　吴茱萸制，五分　白术炒，二三钱

水一钟，煎七分，食远温服。

泻甚者，加制肉蔻一二钱，或破故纸亦可；气虚势甚者，加人参随宜；阳虚下脱不固者，加制附子一二钱；腹痛甚者，加木香七八分，或加厚朴姜汁炒八分；滞痛不通，加当归二三钱；滑脱不禁，加乌梅二个，或北五味子二十粒；肝邪侮脾，加肉桂一二钱。

暖肝煎

治肝肾阴寒，小腹疼痛，疝气等证。

当归二三钱　枸杞三钱　茯苓二钱　小茴香二钱　肉桂一二钱　乌药二钱　沉香一钱，如无用木香五分

水一钟半，加生姜三五片，煎七分，食远温服。

寒甚，加吴茱萸、干姜；再甚，加附子。

秘元煎

治遗精带浊等病。此方专主心脾。

志肉炒，八分　山药炒，二钱　芡实炒　枣仁炒、研各二钱　白术炒　茯苓各一钱五分　炙甘草一钱　人参一二钱　北五味子十四粒，畏酸者去之　金樱子去毛要净，二钱

水二钟，煎七分，食远服。

此治久遗无火。不痛而滑者，乃可用之。如尚有火觉热者，加苦参一二钱；气虚者，加炙芪二三钱。

固阴煎

治阴虚滑泄，带浊淋遗，及经水因虚不固等证。此方专主肝肾。

人参随宜　熟地三五钱　山药炒，二钱　山茱萸一钱五分　志肉炒，七分　炙草一二钱　五味子十四粒　菟丝子炒香，二三钱

水二钟，煎七分，食远温服。

虚滑遗甚者，加金樱子去毛二三钱，或醋炒文蛤一钱，或乌梅二个；阴虚微热而经血不固者，加川续断二钱；下焦阳气不足而兼腹痛溏泄者，加补骨脂、吴茱萸之类；如肝肾血虚，小腹痛而血不归经者，加当归二三钱；脾虚多湿，或兼呕恶者，加白术一二钱；气陷不固者，加蜜炒升麻一钱；心虚不眠，或多汗，加炒枣仁二钱。

四君子汤

治脾胃虚弱，饮食少思，或大便不实，体瘦而黄，或胸膈虚痞，吞酸痰嗽，或脾胃虚弱，兼患疟痢等证。

人参　白术土炒　茯苓各二钱　炙甘草一钱

加姜、枣，水煎服。或更加粳米百粒。

六君子汤

治脾胃虚弱，饮食少思，或久患疟痢，或饮食难化，或呕吐吞酸，或咳嗽喘促等证。

即前四君子汤加陈皮、半夏姜制各一钱五分。

补中益气汤

治劳倦伤脾，中气不足，清阳不升，外感不解，体倦食少，寒热疟痢，气虚不能摄血等证。

人参　制嫩芪　炒白术　炙甘草各一钱五分　当归一钱　陈

皮五分　升麻蜜炙　柴胡各三分

加姜、枣，水煎，空心午前服。

归脾汤

治思虑伤脾，不能摄血，致血妄行，或健忘怔忡，惊悸盗汗，嗜卧少食，或大便不调，心脾疼痛，虐痢郁结，或因病用药失宜，攻伐伤脾，以致变证。

人参　炙黄芪　茯苓　白术　枣仁炒，各二钱　远志肉甘草水炒　当归各一钱　木香　炙甘草各五分

加圆眼肉七枚，水煎，食远服。

愚意此汤之用木香，盖因香能舒脾，故曰归脾。为郁结疼痛者设。如无痛郁等证，必须除去。若气虚血动者尤忌，况近日所用归脾汤多有以党参代人参者，更宜去之。又远志味辛，气升而散。凡多汗而躁热者，亦宜酌用。前方加柴胡、山栀各一钱，治脾经血虚发热等证，即加味归脾汤。

八珍汤

治气血两虚，调和阴阳。

即四物汤熟地、当归各三钱，川芎一钱，白芍酒炒二钱，合前四君子汤，名八珍。

六味地黄丸

治肾水亏损，小便淋闭，头目眩晕，腰腿酸软，阴虚发热，自汗盗汗，憔悴瘦弱，精神疲困，失血失音，水泛为痰，病为肿胀，壮水制火之剂。

熟地八两，蒸捣　萸肉　山药炒，各四两　丹皮　泽泻　茯苓各三两

为末，和地黄膏，加炼蜜为丸，梧子大，每服七八十丸，

空心食前滚汤或淡盐汤下。

此方用水煎，即名为六味地黄汤，下八味丸亦同。

八味丸

治命门火衰，不能生土，以致脾胃虚寒，饮食少思，大便不实，或下元冷惫，脐腹疼痛等症，此益火之源以消阴翳之谓也。

前六味地黄丸加肉桂、制附子各一两。

逍遥散

治肝脾血虚，及郁怒伤肝，少血目暗，发热胁痛等证。

当归　芍药　白术炒　茯神　甘草　柴胡各等分

姜、枣煎服。

加丹皮、炒栀子，名加味逍遥散，治肝脾血虚，发热，小水不利。

菟丝煎

治心脾气弱，凡遇思虑劳倦，即苦遗精者，此方主之。

人参一二钱　山药炒，二钱　当归一钱五分　菟丝子用酒煮，以吐丝为度，将酒用微火收干，晒极燥，四五钱　枣仁炒　茯苓各一钱五分　炙甘草一钱　远志肉制，四分　鹿角霜为末，每服加入四五匙

水一钟半，煎成，加鹿角霜调服，或加白术一二钱。

玉关丸

治肠风血脱，崩漏，带浊不固，诸药难效，及泻痢滑泄不能止者，宜用此丸，加煎药治之。

白面炒熟，四两　枯矾二两　文蛤醋炒黑，二两　北五味子炒，一两　诃子二两，半生半炒

为末，用熟汤和丸，梧子大。以温补脾肾等药随症加减，

煎汤送下，或人参汤亦可。如血热妄行者，以凉药送下。此方极妥，予屡用屡验。

十全大补汤

治气血俱虚，恶寒发热，自汗盗汗，肢体困倦，眩晕惊悸，晡热作渴，遗精白浊，二便见血，小便短少，便泄闭结，喘咳下坠等证，即前八珍汤加黄芪蜜炙、肉桂各一钱

参术汤

治气血颤掉，泄泻，呕吐等证。

人参　白术炒　炙芪各二钱　茯苓　陈皮　炙甘草各一钱

水煎服。

甚者，加制附子一钱。

二陈汤

治痰饮呕恶，风寒咳嗽，或头眩心悸，或中脘不快，或因生冷，或饮酒过多，脾胃不和等证。

陈皮　制半夏各三钱　茯苓二钱　炙草一钱　姜三片　枣二枚

水二钟，煎八分，食远服。

四七汤

治七情之气结成痰涎，状如破絮，或如梅核在咽喉之间，咳不出咽不下，此七情所为也，或中脘痞满，气不舒快，痰饮呕恶，皆治之。

姜制半夏一钱五分　茯苓一钱二分　苏叶六分　厚朴姜汁炒，九分

姜、枣水煎服

乌药散

治血气壅滞，心腹作痛。

乌药　莪术醋浸炒　桂心　桃仁去皮、尖　当归　青皮　木香各等分

为末，每服二钱，热酒调下。

圣愈汤

治血虚心烦，睡卧不宁，或五心烦热。

人参　川芎　当归　熟地　生地酒拌　炙黄芪各一钱

水煎服。

五苓散

治暑热烦燥，霍乱泄泻，小便不利而渴，淋涩作痛，下部湿热。

白术炒　猪苓　茯苓各七钱五分　肉桂五钱　泽泻一两二钱五分

古法：为末，每服二钱，白汤送下，日三服。

今法：以水煎服，白术、猪苓、茯苓各二钱，肉桂一钱，泽泻二钱五分。

天台乌药散

治小肠疝气，卒引脐腹疼痛。

乌药　木香　茴香炒　良姜炒　青皮各半两　槟榔二个　川楝子十个　巴豆七十粒

将巴豆微打破，同川楝子加麸炒黑，去麸及巴豆不用，其余共为细末，每服一钱，温酒下，甚者姜酒下。

抽风顺气丸

治痔漏风湿闭结，老人燥秘等证。

车前子两半　大麻子微炒，二钱　大黄五钱，半生半熟　牛膝酒浸　郁李仁　菟丝子酒煮成饼　枳壳　山药各二钱

为末，蜜丸桐子大，每服三十丸，温服下。

桃仁承气汤

治伤寒蓄血，小腹急，大便黑而不通。

桃仁十二枚，去皮、尖　官桂　甘草各一钱　芒硝三钱　大黄五钱，生用

水一大碗，煎七分，作两次温服

三棱散

治积聚瘕痕，痃癖不散，坚满痞闷，食不能下。

三棱　白术炒，各二两　蓬术　当归各五钱　木香　槟榔各三钱

为末，每服三钱，沸汤调下。

五积散

治感冒寒邪，头疼身痛，项背拘急，恶寒，呕吐，肚腹疼痛，及寒湿客于经络，腰脚骨髓酸痛，并豆疮寒胜等证。

当归　麻黄　苍术　陈皮各一钱　厚朴制　炮姜　白芍　枳壳各八分　半夏制　白芷各七分　桔梗　炙甘草　茯苓　肉桂　人参各五分　川芎四分

水二钟，姜三片，葱白三茎，煎八分，不拘时服。

又歌曰：

痢后偏生脚痛风，局方五积自能攻。

就中或却麻黄去，酒煮多多眼见功。

清心莲子饮

治热在气分，口干作渴，小便淋浊，或口舌生疮，咽痛烦躁。

黄芩　麦冬　地骨皮　车前子炒　甘草各一钱五分　人参　黄芪　石莲子　柴胡　茯苓各一钱

水煎温服。

龙胆泻肝汤

亦名龙胆汤，治肝经湿热，小便赤涩，或胁胀口苦，寒热，凡肝经有余之证，宜服之。

龙胆草酒拌炒　人参　天冬　麦冬　甘草　川连炒　山栀　知母各五分　黄芩七分　柴胡一钱　五味子三分

水一钟半，煎服。

当归六黄汤

治盗汗之圣药。

当归　炙芪各二钱　生地　熟地　川连　黄芩　黄柏各一钱

水二钟，煎服。

金锁思仙丹

治男子嗜欲太过，精血不固，此涩以止脱之剂。

莲子　芡实　石莲子各十两　金樱膏三斤

上以金樱煎膏如饴，入前三味药，和丸桐子大，空心盐汤或酒下三十丸。服久精神完固，大能延年。平时服食忌葵菜、车前子。

直指固精丸

治肾虚有火，精滑，心神不安。

黄柏酒炒　知母酒炒，各一两　牡蛎煅　龙骨煅　莲子　芡实　山萸肉　志肉甘草水制　茯苓各三钱

为末，山药糊丸，桐子大，每服五十丸，空心温酒下。

家韭子丸

治少长遗溺，及男子虚剧阳气衰败，小便白浊，夜梦遗精。

此药补养元气，进饮食。此方若无顶好石斛，倍用菟丝。

熟地　家韭子炒，六两　鹿茸酥炙，各四两　肉苁蓉酒浸　当归各二两　菟丝子酒煮　巴戟肉各一两五钱　杜仲炒　石斛　桂心　干姜炮，各一两　牛膝二两，酒浸

共为末，酒糊丸，桐子大，每服五七十丸，加至百余丸。食前温酒或盐汤任下。凡小儿遗尿者，多因胞寒，亦禀受阳气不足也，作小丸服之。

威喜丸

治元气虚惫，精滑白浊，遗尿，及妇人血海久冷，淫带梦泄等证。

白茯苓去皮，四两，切块同　猪苓二钱五分

于瓷器内煮二十余沸，去猪苓，取茯苓晒干，为末，用黄蜡四两焙化，搜和为丸弹子大，每空心细嚼，满口生津，徐徐咽服，以小便清利为效。忌米醋，惟糠醋可用，忌气怒动性。

理中汤

即人参理中汤。治太阴即病自利不渴，阴寒腹痛，短气咳嗽，霍乱呕吐，饮食难化，胸膈噎寒，或疟疾瘟疫，中气虚损，久不能愈，或中虚生痰等证。

人参　白术炒　干姜炒，各二钱　炙甘草一钱

水煎温服。

前方加附子一二钱，即附子理中汤，治证如前而中气虚寒腹痛者，又或入房腹痛，手足厥冷，或食冷犯寒等证。

锁精丸

治白浊白带，小便频数。

破故纸　青盐　白茯苓　五味子炒，各等分

为末，酒糊丸桐子大，每服三十丸，空心温酒下。

一方用五倍子。

生脉散

治热伤元气，肢体倦怠，气短口渴，汗出不止，或金为火制，水失所主，而致咳嗽喘促，肢体萎弱，脚软眼黑等证。

人参五钱　麦冬去心　北五味各三钱

水煎服。

立按：此方惟肺金为心火所制，肾水枯竭者宜之。俗医以之治脉脱，误矣。殊不知脉脱由于阳虚，岂麦冬、五味之所宜乎？用者当详察之。

五皮饮

治病后身面四肢浮肿，小便不利，脉虚而大，此由诸气不能运行，散漫于皮肤肌腠之间，故令肿满。

大腹皮酒洗　陈皮　姜皮　桑白皮　赤茯苓皮

各等分，水煎服。忌生冷、油腻、坚硬之物。

阿魏膏

治一切痞块。

羌活　独活　玄参　官桂　赤芍　穿山甲　生地　两头尖
大黄　白芷　天麻　红花各五钱　木鳖十枚，去壳　乱发一团　槐
柳　桃枝各五钱

用麻油二斤四两，煎药黑去粗，入发再煎，发化仍去粗，入上好真正黄丹，煎收软硬得中，入后细药即成膏矣。

阿魏　芒硝　苏合油　乳香　没药各五钱　麝香三钱

为细末，徐徐搅入。凡贴膏药，须先用朴硝，随患处铺半指厚，以纸盖，用热熨斗熨良久，如消耗，再加熨之，二时许，

方贴膏药。若是肝积，加芦荟末同熨之。

琥珀膏

治颈项瘰疬，及腋下初结小核，渐如连珠，不消不溃，或溃而脓水不绝，经久不瘥，或成漏症。

琥珀　白芷　防风　当归　木鳖子　木通各一两　丁香　桂心　朱砂　木香　松香各五钱　麻油二斤

先将琥珀、丁香、桂心、木香、朱砂、松香为末，其余药入油煎黑，滤去粗，徐入黄丹，再煎软硬得中，入前末，成膏贴之。

和气安胎丸

治孕妇多怒，胸中胀满，若用乌药、香附、砂仁顺气等药，反加满闷，宜服此饮。

人参　白术土炒　当归酒洗，各二钱　川芎　条芩各八分　陈皮　紫苏　炙草各四分　木香二分，磨汁冲服

姜引。

一方无木香，有砂仁四分，名顺气安胎散，治孕妇胎气上攻，心腹胀满作痛，子悬之证。

有因气恼，加木香二分，磨汁冲服。

曾生和气饮

治孕妇心胃胀满。

人参　苏梗　白芍酒炒　川芎各六分　当归一钱或六分，酒洗　陈皮五分，制净　木香二分，磨汁服　炙草三分

加味清胃散

治胃中蕴热，斑疹，口舌生疮，齿龈腐烂出血。

生地四钱　丹皮五钱　当归　川连酒蒸　连翘去心，各二钱

升麻　甘草各一钱五分

为散，分三服，水煎去渣，犀角磨汁三四分，入药服之。

黄芩清肺饮

治渴而小便不利。

栀子炒黑　黄芩各等分

煎服。

予谓此方乃治杂症发渴而小便不利，妙在热服，探吐以提，则肺气立清。若胎前血证，探吐之法，似非所宜，若服而不吐，不特绵延不已，纵或小差，其苦寒之性，恐伤氤氲之气，须审明肺经，实在有火，方可酌量减少用之。

凉血地黄汤

治妊娠咳嗽，吐血，咳血。

生地三钱　麦冬去心　当归酒洗，各二钱　黄芩一钱五分　紫菀　知母盐水炒　白术土炒　天冬去心，各一钱　犀角八分　陈皮　甘草各四分

水煎服。

有喘，加瓜蒌仁一钱。

东垣凉膈散

孕妇病热，如目赤、口舌疮之类，各随其症，加减用之。

黄芩酒炒　黄连酒炒　山栀仁酒炒　连翘去心　桔梗　生甘草　薄荷叶少许

目赤痛者，本方加当归、川芎、羌活、防风、菊花各一钱，竹叶引；咽喉痛者，本方加牛蒡子一钱炒，杵碎；口舌生疮，只依本方姜引。

香苏散

治霍乱平正之至。

香附炒　紫苏各二钱　陈皮一钱　藿香叶　缩砂　炙甘草各五分

水煎服。

如转筋，加木瓜一钱；胎动不安，加土炒白术一钱五分；夏月得之，加黄芩一钱五分，炒黄连一钱，香薷一钱；冬月得之，加人参土炒、白术各一钱，炮姜五分。

六和汤

治霍乱吐泄，心烦腹胀。

陈皮四分　制半夏七分　杏仁十粒，去皮、尖　竹茹　木瓜各一钱　扁豆二钱　茯苓八分　藿香　砂仁研　甘草各五分　姜一片　枣二枚

水煎服。

加味四味紫苏和胎饮

治心腹绞痛，上吐下泻。

紫苏　黄芩　白术土炒，各一钱五分　炙草五分

上四味，和胎饮本方。

藿香叶　陈皮各一钱　砂仁炒，五分

姜、枣引。

回生散

治中气不和、霍乱吐泻，但一点胃气存可可救。

陈皮去白　藿香各五分

上锉，水煎温服。

加减丹溪安胎饮

治孕妇疟疾。

白术土炒　当归　熟地各二钱　川芎　条芩各八分　制半夏七分　人参一钱　藿香五分　草果　青皮各三分　紫苏　广皮　炙草各四分　乌梅二枚　姜一片

煎服。

生津葛根汤

治孕妇热病呕吐不食，胸中烦躁。

人参　葛根　芦根　麦冬去心　知母炒　栀子炒，各一钱　竹茹一团　葱白三寸

水煎服。

栀子葱豉汤

治孕妇热病，斑出赤色，小便如血，气急欲绝，胎落之证。

栀子炒　黄芩　升麻各一钱　生地二钱　青黛八分　豆豉四十九粒　杏仁十二粒，去皮、尖　石膏煅，一钱五分

葱白七寸为引，水煎服。

千金石膏汤

治孕妇伤寒头疼壮热，肢节烦痛。此方既可散邪，又能安胎，允为孕妇伤寒温热时行神方也。

石膏二钱　大青　黄芩　前胡　知母　栀仁各一钱　葱白一茎

水煎温服。

石膏六合汤

治妊娠伤寒身热，大渴而烦。

当归　川芎　生地各一钱　石膏煅　知母各五分

水煎温服。

生地黄连汤

治失血后燥热瘈纵，脉数甚者。

生地二钱　防风　川芎各八分　当归一钱五分　川黄连七分
黄芩炒　山栀炒黑，各一钱　赤芍一钱

水煎服。

血症黑神散

治吐血、衄血屡发不止。

炮姜　肉桂各一两　熟地四分　当归　蒲黄筛，炒黑，各二两
白芍酒炒　炙草各二两

上为末，每服四钱，用黑豆半合，微炒，香淋酒半盏，和水半盏，煎一半，入童便半杯，和服。

气虚，加人参三两、炙芪六两，以固卫气，庶无营胎之患。

一方：熟地　蒲黄　炮姜　归　芍　桂心各二两　炙草三钱
黑豆二合五勺，炒，去皮

其为末，每服二钱，童便和酒下。

世以豆去壳，同药为散，不知豆之功全在壳也。

黄芩汤

治热痢。

黄芩　炙草　芍药各等分　大枣五六枚

水煎服。

人参白术散

治久泻大渴。

人参　白术土炒　茯苓　炙草各一钱　藿香　木香　干姜各

五分

水煎，频频与之，以代汤水。

白虎汤

治温病感冒，客邪而渴，及温疟先热后寒。

石膏生用，四钱　知母生用，一钱五分　炙草五分　粳米一撮

水煎服。

如热病大渴，发热背寒，加人参一钱。

升麻葛根汤

葛根　升麻　白芍　甘草各等分

水一盏，煎七分，温服。

固胎饮

止痛安胎。

地黄　川芎各五分　归身　人参　白芍　陈皮各一钱　白术
土炒　黄芩各一钱五分　甘草三分　黄连　黄柏各一分　桑上羊儿
藤圆者，七叶　糯米二十粒

水煎温服。

催生万全汤

人参三钱至五钱，大补元气以为君　当归去芦，三钱，大补营血以为
臣　川芎一钱，入肝以疏郁滞，少寓升提之性则降下之药得力　桃仁十三
粒，不去皮、尖，捣碎，取苦可去旧，甘能生新，滑能润下　干姜一钱，温
能通行血分，炒焦黄色，焦则令其下　炙草六分，令其药性少缓，中宫得受
补益，不使为下坠也　牛膝梢二钱，既能下行，复能走十二经络，令其经络
无壅，则气血效力，以为运行推出之势　红花酒炒，三分，多则破血，少则
活血生新　肉桂临煎方去皮切碎，六分，冬天用八分，借此引经，率领诸药
直入血分，且温可通行散瘀，则生产自易

加胶枣一枚，水煎，食前温服。

如产妇壮实，及无力服人参者，去参用之，其催生之效倍于佛手多多矣。论曰：妇人临产关系子母性命，实存亡顷刻之时，是以古人立方甚多，然产育大伤气血，其难产又多，由气血不足，产后诸疾固属气血大亏，然产后诸虚，皆因产前所致，奈佛手散虽属稳妥，但其力薄，不能速效，若兔脑丸及葵花、益母诸方，无非活血顺气，滑胎破瘀，温暖通窍，以图运行推出之势，全不顾运行推出之源。产妇精力壮者，藉此开导，得以易生。倘气血不足，则虽有催生开导之功，而无运行药势之力。至于手握石燕，足贴蓖麻，设遇实证，顺证假此，安心候时。如当气血精神亏极，用此敷衍之方，神气内竭，势如隔靴搔痒，不调气血而强用催生，何以为运行之具？惟达生散立方平下，奈只可调理于产前，生化汤用意甚深，又只可调理于产后，并非可济危急。催生之用者，今万全汤乃体二方之意，合成五方，屡用甚验，故以万全名之。先以调补气血，佐以散瘀，下降温中，使气血得力，自能健用催生。

催生简易方

催生时药不便，将本年时宪书前页黄纸壳面，刊有钦天监万事大吉准云云，并有印信在上者，扯来不要人见，用火烧为灰，将灰调酒一盏，产妇吞之，即时产下。又有请本地方官，或府州县差签一枝，在签上朱书某县知县某人要写名字在此立候催生，将签倒竖于产妇房门槛内，即刻产下，仍即将签缴回本县，奇验奇验。

神柞饮

催生甚速，并治横生倒产，死胎在腹。

生柘树刺枝如小指大者一握，水洗净切碎，一叶一刺者，处处有之
甘草五钱，一方五寸　新汲水一碗半

用新瓦罐入水与药于内，以纸密封，文武火煎八分，温服，不煎渣。凡觉腹痛腰重，欲坐草时，即将此药温服一盏，便觉心下开豁。如渴，又饮一盏，觉下重便产。更无难生横逆之患。若遇横生倒逆，不过三服即正，子死腹中，不过三服即下，能保母子两全，最为神效。曾有一妇横生，儿手先出，至胛肿胀，欲截其手，不保其生，屡服催生药不效，以此药浓煎一碗与服，顷刻苏醒，再与一碗，困睡少时，忽云：我骨节都折开了，快扶我起来，血水涌下，拔出死胎，全不费力。此方救人百发百中，然据《石室秘录》云，宜慎用。论见后加味神柞饮方中。

秘授加味神柞饮 附论

治儿头已到门，久而不下，此交骨不开之故。

柞木枝一两或五钱　当归二两　川芎一两　人参一两

煎汤服之。

如儿头到门久而不下，服此，少顷必然一声响亮，儿即出矣。正至奇至神之方也。

论曰：倘儿头不下，万万不可用柞木枝。盖此味专开交骨，儿未回头而儿门先开，亦死之道，故必须儿头到门，而后可用此方也。予谓前方独用柞木枝治横逆及难产，且云欲坐草时，即温服一盏，须防太早有失，不若俟见头到门，久不下时服之为当。

千金神造丸

如妊妇双躯，一死一生，服此生者安，死者出矣。

蟹爪一升　阿胶二两　甘草二钱

以流水先煮蟹爪、甘草，去滓，将阿胶烊化服之。

血凝不下，加桂心三钱。此方以蟹爪去其死，阿胶安其生，甘草和药性。

下胎衣单方

黑牛粪不拘多少

上略焙带润，以布裹之，束于腹上即下。

开骨膏

明乳香一两

五月五日研细猪血为丸，如鸡豆大，朱砂为衣，凉酒化服一丸。

三奈下胞丸

三奈一二片

含口内，有水咽下，其胞衣自落。

以上单方，恐乡僻骤难取药，录之以备急用。

交骨不开，惟大剂人参、童便入于芎、归剂中，助其气血，开辟之功立致也。

鸡熨下死胎法：乌鸡一只，去毛，细切，水煎二三升，候汤适手，用衣帛蘸摩腹中，胎自出。

下胎单方

牛粪不拘多少

炒极热，入醋半盏，以青布包裹，于母脐上下熨之，立下。

金匮当归生姜羊肉汤

治产后腹中疠痛，及寒月生产，寒气入于子门，手不可犯，脐下胀满并泊寒疝，虚劳不足，及胁痛里急者。

当归一两　生姜一两五钱　羊肉生，二斤

先煮羊肉，去滓及沫，取清，煮当归、生姜，温分三服。有加入葱、椒、盐以适口者。

寒多倍姜，痛多而呕，加橘皮、炒白术。后人治产后腹中疞痛，用大剂人参、阿胶、生姜煎服，效。此即当归生姜羊肉汤之变法。

金铃子散

治产后寒气入于小腹而为寒为疝，非若血滞之作胀而有形影者。

川楝子去核　小茴香炒　补骨脂　桂心各一钱

姜引，水煎，加木香一钱，水磨汁，和药食前服。予谓木香磨汁二三分亦足矣。

四神丸

治肾气虚，肝气逆，不能消克，腹胀泄泻，并治五更肾泻神效。

补骨脂四两，酒浸一宿炒　肉豆蔻二两，面裹煨，去面用　吴朱萸一两，盐汤泡　五味子三两或二两，炒

为末，蒸饼丸，或姜煮枣取枣肉，去姜，捣为丸桐子大，每服二钱，或米汤温酒任下。

一方：补骨脂、肉豆蔻等分，吴茱萸、五味子减半。

又方：只用补骨脂、肉豆蔻二味，枣肉为丸，治五更早泻功同。

蜡矾丸

治一切疮痈恶毒，先服此丸，护膜托里，使毒不攻心，或为毒虫蛇犬所伤，并宜服之。

黄蜡二两　白矾一两

先将蜡熔化候少冷，入矾和匀为丸，如小绿豆大，每服十丸，或二十丸，渐加至百丸则有力。疮愈后服之亦佳。

太乙膏

治内外一切痈疽。

黑参　白芷　归身　肉桂　大黄　赤芍　生地各二两　麻油二斤

春五夏三秋七冬十煎熬去滓滤净，再熬下黄丹，不住手搅。如内痈，可丸服之。

辛散生化汤

产后感冒风寒，恶寒发热头痛。

川芎一钱五分　桃仁十粒，去皮、尖

水煎服。

如头痛身热不除，加白芷八分、细辛三分；头痛如破，加连须葱头五根；虚，加人参。

补阴益气煎

人参一二钱　当归　山药酒炒，各二三钱　熟地三五钱　陈皮甘草炙，各一钱　升麻三五分，若火浮于上去之　柴胡一二钱，无外邪不用

姜三片，煎服。

此补中益气汤之变方，治劳倦伤阴，精不化气，阴虚外感疟疾，并便结不通。凡属阴气不足，而虚邪外侵者，用此升散，无不神效。

滋荣活络汤

治产后口噤，项强筋搐类中风。

人参二钱或三钱　川芎　茯神各一钱　当归三钱，酒浸　黄芪一二钱，蜜炙　麦冬一钱，去心　天麻八分或一钱　熟地二钱　陈皮荆芥　防风　羌活　炙草各四分　黄连三分，姜汁炒

水煎。

有痰，加半夏七分，竹沥七分，姜汁少许；有肉食，加山楂、砂仁；面食，加神曲、麦芽；大便秘，加肉苁蓉一钱五分酒洗，去泥；渴加麦冬、干葛各八分；汗加麻黄根八分；惊悸加枣仁炒一钱。

天麻汤

治产后中风，恍惚语涩，四肢不利。

人参　枣仁炒　茯神　志肉甘草水炒　山药　柏子仁　麦冬去心，各一钱　当归一二钱　石菖蒲　半夏曲八分　南星曲八分　川芎　羌活各七分　天麻　防风各五分　细辛四分

或炼蜜为丸，朱砂为衣，淡姜汤送下。

加味生脉散

治产后去血太多，心血虚弱，不能上荣于舌，语言不清，含糊蹇涩。

人参　麦冬去心　归身　生地　炙草　石菖蒲各一钱　五味子十三粒，挝碎

獖猪心一个劈开，水二盏，煎盏半，去心入药煎七分，食后服。

此方治怔忡甚效。

止汗生血饮

治产后多汗，而口噤不开，背强而直，气息欲绝，类痉证，宜速治。

当归二钱，酒浸　川芎　麻黄根各一钱　桂枝　羌活　防风
羚羊角　天麻各六分　附子制　炙草各四分

水煎服。

一方有人参。

芎归枣仁汤

治产后无汗，筋脉拘挛，类痉证。

当归二钱，酒洗　川芎　防风各一钱　枣仁五分，炒研

水煎服。

一方有羌活七分。

七珍散

治产后败血停积，闭于心窍，神志不明。盖心气通于舌，心气闭则舌强不语。

人参　石菖蒲各一钱，为散各一两　川芎一钱，为散七钱五分　生地一钱，为散，易炙甘草三钱　细辛二分，为散二钱五分　薄荷一分，为散无此味　防风五分，一方四分　辰砂五分，研细水飞，为散三钱

《导生》合生化汤服。

一方为散，薄荷汤调服。

舒筋汤

治产后日久拘挛，不宜用补剂者。

羌活　姜黄　炙草各二钱　海桐皮　当归　赤芍各一钱　白术一钱，土炒　沉香少许

姜煎。

参证治。

加减归脾汤

治产后血块痛，止怔忡惊悸。

人参　茯苓　枣仁炒　麦冬去心　黄芪蜜炙　白术土炒，各一钱　当归二钱，酒炒　川芎八分　志肉六分，制　陈皮四分　炙甘草四分　龙眼肉八个　姜一片

水煎服。

虚烦，加竹茹一团；有痰，加竹沥、姜汁，或更加柏子仁。

一方茯苓易茯神，无川芎，有木香。

养心汤

治产后心血不宁，惊悸不安。

人参一钱五分　归身二钱，酒浸　黄芪蜜炙　麦冬去心　枣仁炒柏子仁各一钱　茯神　川芎　志肉制，各八分　五味子十粒　炙甘草四分

水煎服。

安神丸

治产后怔忡，素壮火盛者。

归身酒洗　生地各三钱　黄连二钱，炒　甘草五分，生炙俱可

共为末，蒸饼丸绿豆大，以朱砂为衣，每服四十丸。

地黄饮子

治肾气上交于心，舌暗足痱。

熟地三钱　巴戟天酒浸，去骨　附子炮　山茱萸去核　肉苁蓉酒浸，去腐，切焙　石斛要金钗，忌用木斛、斗斛　白茯苓　石菖蒲志肉甘草汤泡去骨取肉　甜肉桂　麦冬去心，各一两　五味子五钱

共为细末，每服五钱，生姜五片，大枣一枚，薄荷七叶，水煎日二服，服无时。

方中肉桂、巴戟原为驱逐浊阴痰涎而设，不可执己见而轻去之。

生津止渴益水饮

治产后口渴，小便不利。

人参　生地　麦冬去心，各二钱　黄芪一钱五分，蜜炙　五味子十粒　当归三钱，酒浸　茯苓八分　升麻　炙草各四分　葛根一钱

水煎服。

汗多加麻黄根一钱，枣仁炒一钱，浮小麦一撮；大便日久不通，加酒洗肉苁蓉一钱五分；渴甚，用参麦饮代茶饮之，不可疑而不用。凡一切降火利便药，断不可用。

生津益液汤

治产后口干少力。

人参随宜　麦冬去心，一钱二分　竹叶十片　枣二枚

水煎。

如大渴加芦根。

参麦五味饮

去五味子名参麦饮，又名生脉汤，又名生脉散。

人参二钱，一方三钱　麦冬二钱，去心　五味子七粒，捣碎

煎汤作茶，时时饮之。煎汤或银器或砂器为妙。

加味肾气丸

八味加牛膝、车前各一两。

一方肉桂易桂枝，盖因阴气固结于中，势必分解于外，则肾气得以流布周身，但仅存其方，而世人少有用之者。

予按：医方中有济生肾气丸，治肾气不化，小便涩数，并治产后脚肿，或肚肿，或成鼓肿，乃八味丸。本方用茯苓三两，熟地四两，山药、山萸、丹皮、泽泻、肉桂各一两，附子五钱，加牛膝、车前各一两。此本金匮肾气方中诸药各减过半，惟桂、苓二味仍照原方，为

宣布五阳开发阴邪之专药，更加牛膝、车前为太阳、厥阴之向导。以肝为风木之脏，凡走是经之药，性皆上升，独牛膝通津利窍，下走至阴，车前虽行津液之腑而不伤犯正气。既用牛膝引入至阴，又须桂、附蒸动三焦，不特决渎有权，膀胱亦得以化，所以倍用肉桂，暗藏桂苓丸之妙用，愈于苓十倍矣。但方中牛膝滑精，精气不固者勿用，产后审之。故杂症小便不通以济生肾气丸为善也。

今世人所用肾气丸分两多从此。

再考后人不分八味、加味、济生分两悬殊，统以金匮肾气丸名之，殊觉混人，今特拈出。

莲子生化汤

治产后血块未消，泄泻。

川芎　茯苓各二钱　当归四钱，一方一钱，黄土炒　炮姜四分　桃仁十粒，去皮、尖　炙草五分　莲肉十枚，去心

水煎服。

一方无桃仁。

健脾利水生化汤

川芎　当归黄土炒，各一钱　白术二钱，土炒　泽泻八分　干姜四分，炮　陈皮　炙草各五分　肉果一枚，煨　人参三钱　茯苓一钱五分

一方无茯苓。

寒泻，加砂仁八分，炮干姜八分；热泻，加炒黄连五分；泻水腹痛，米饮不化，加砂仁六分，山楂、麦芽量加；泻有酸嗳臭气，系食积，加神曲八分，砂仁八分、山楂、麦芽；少食不安，泻即觉安快者，亦以食积论；脾气虚久泻，加升麻；泻水多而腹不痛者，有湿，加制苍术一钱以燥之。诸泄方中，须加莲子十枚。

参苓术附汤

丹溪治产后虚泻，眼昏不识人危证，用此方救之。

人参七钱　白术三钱，土炒　茯苓　附子制，各一钱

参苓生化汤

治胎前久泻，产后不止。

人参　当归各二钱　干姜炮　炙草各五分　诃子皮　川芎山药炒，各一钱　肉果一个，煨　茯苓一钱五分　莲子七粒　糯米一大撮

水煎服。

虚甚加人参三四钱；如七日内外块痛不止，减参、肉果、诃子以除痛；血块不痛，加土炒白术二钱，陈皮三分。

加味生化汤

治产后脾虚，三日内血块未消，完谷不化，胎前素弱者，非胃苓能治，此方主之。

川芎　益智仁　砂仁各一钱　当归四钱，土炒　炮姜四分　炙草五分　茯苓一钱五分　桃仁十粒，去皮、尖

参苓大补生化汤

治产后血块痛，只可服此以补之，完谷自化矣。

人参　白术土炒，各二钱　川芎　当归　益智仁　白芍炒　茯苓各一钱　干姜四分，炮　肉果一个，面煨　炙草五分　莲子八枚，去心

水煎服。

泻而腹痛，加砂仁八分；泻水多，加泽泻、木通各八分；渴，加去心麦冬、五味子；寒，倍炮姜，加木香四分；食积黄色，以神曲、麦芽、山楂、砂仁择一二味加入。

参香散

治久泻痢虚者。

人参　木香各二钱　肉豆蔻　茯苓　扁豆各四钱　陈皮　粟壳各二钱

为末，米饮下。

加味六君子汤

凡产后泻久，胃气虚弱，完谷不化，宜温助胃气也。

人参　茯苓　半夏制，各一钱　白术二钱，土炒　陈皮　炙草各八分　肉果一枚，面煨熟，去面　木香三四分

水煎服。

一方有炙干姜四分。

生化六和汤

治产后块痛未除，气血虚损，伤食感寒而霍乱吐泻。

川芎二钱　当归四钱　茯苓一钱　砂仁六分　干姜　陈皮　藿香　炙草各四分　姜一片

水煎服。

温中散附子散。补后八十六

人参随宜　白术土炒，各一钱　当归二钱　厚朴八分，姜制　干姜各四分　茯苓一钱　草豆蔻六分　姜一片

水煎服。

桑贝芎归清肺汤

治产后咳嗽。

前胡　紫菀　贝母去心　桑白皮　茯苓　当归　川芎　干葛　紫苏各一钱

水煎服。

加减茅根汤

治产后淋，小便痛及血淋等证。

白茅根一两　瞿麦　车前　冬葵子　通草各一钱　鲤鱼齿一百个，为末

水煎，入鱼齿末，空心温服。

济阴加减四物汤

诸淋属热者用此累效。

当归　川芎　赤芍　生地　北牛膝　木通　甘草梢各一钱桃仁五个，去皮、尖　滑石一钱五分　木香二分

水煎服。

人参螵蛸散

治产后阳气虚弱，小便频数及遗尿。

桑螵蛸二三十个，炒　人参二两　黄芪三两，蜜炙　鹿茸酥炙牡蛎煅　赤石脂煅　厚朴姜汁制，各二两

上为末，每服二钱，空心粥饮下。

益心汤

治产后小便数及遗尿。

益智仁二十七粒

为末，每服二钱，米饮下。

还少丹

治脾肾虚寒，血气赢弱，不思饮食，发热盗汗

熟地二两　山药　牛膝酒浸，各一两五钱　山萸肉　茯苓乳拌杜仲姜汁炒，断丝　志肉制　五味子炒　楮实子酒蒸　小茴香炒

巴戟天酒浸，去骨　肉苁蓉制，各一两　石菖蒲五钱

　　枣肉加蜜为丸，每服三四钱，白汤或淡盐汤送下。

鳖甲汤

治产后虚证杂见成蓐劳。

　　黄芪蜜炙　鳖甲炙，各一钱　牛膝七分，酒蒸　人参　茯苓
当归　白芍炒　桑寄生　麦冬去心　熟地　桃仁去皮、尖　桂心
炙草各五分　续断三钱，酒炒，取净肉

　　猪肾煮汁作水，加姜、枣，煎服。

当归羊肉汤

治产后无疾觉虚。

　　当归五两　炙黄芪四两　生姜六两　肥羊肉一斤

　　煮取汁煎药，分四服。

清骨散

治骨蒸劳热，男女皆可用。

　　柴胡　前胡　胡黄连　乌梅各八分　猪骨髓一段　薤白十根

　　水煎成，入猪胆汁少许服。

　　一方将药为末，猪髓一钱，猪胆汁一个，韭白同捣为丸绿
豆大，每服三四十丸，开水食后送下。

保正汤

　　人参　茯苓　白术土炒，咳嗽用蜜蒸　麦冬去心　白芍炒　枸
杞　生地　熟地　知母炒，各一钱　黄芪蜜炙　川芎　地骨皮各八
分　当归　天冬去心，各二钱　五味子十粒　黄柏六分，炒　炙草四
分　枣二枚

　　水煎，亦可作丸。

　　一方天冬只用一钱，无麦冬。

增损柴胡汤

治少阳血虚，寒热不止。

人参　川芎　芍药　炙草各一钱　柴胡　制半夏各二钱　陈皮八分

姜、枣引，水煎。

千金当归芍药汤

治产后烦满不安。

人参　芍药炒　麦冬去心　干地黄各一钱　当归一钱五分　桂心四分　粳米一撮　生姜三片　大枣去核，三枚

水煎服。

三味麦苏饮

治产后瘀血入肺，咳嗽喘急。若口臭黑气起，急用此药，亦有可望得生者。

人参一两　苏木二两　制附子五钱

作一剂，水煎服。

二味参苏饮

治恶露入胞，胀大不能出，及产后败血冲肺，喘满面赤几死者。

人参二钱　苏木四钱，碎

水煎服。又有入童便热服。

一方人参一两为末，苏木二两捣碎，水碗半，煎苏木水一碗，去渣，调参末，随时加减服，大便溏泄者禁用。

抵圣汤

治产后败血，积于脾胃，腹胀呕逆。

人参　制半夏　泽兰　陈皮　赤芍各二钱　炙甘草一钱　火焙生姜三片

水煎服。

恶露过多者，去泽兰、赤芍，倍陈皮、生姜。予谓陈皮二钱未免过当，用一钱足矣。

花蕊石散

治胎衣不下，胎死腹中，并治产后败血不尽，恶血奔心，血晕等症。或至死而心头尚热。急以童便调服一二钱，取下恶物，如鸡肝片，终身不患血虚、血晕；若膈上有血，化为黄水，即时吐出，或从小便而下。并治诸血凝滞，气绝欲死，凡血症人弱不能攻者，服之凝血皆化为水。

花蕊石一两　硫黄四钱

为粗末，入瓦瓶内，盐泥固脐，晒干，以炭火丛堆煅炼一日，候冷取出，再研细。每用一钱，童便调服。此石药也，不可轻用，姑录之以备参考耳。产后肠胃俱虚，何堪当此。

千金托里散

治气血虚寒，溃疡不收，并治孕痈。

人参　炙芪　川芎　当归　肉桂　白芷　防风　桔梗　白芍　天冬去心　连翘去心　忍冬　炙草

生姜引，水煎服。

安胎万全神应散

治孕妇三月前后，或经恼怒，或行走失足，跌损伤胎，腹痛腰胀，一服即安，虽然见血，一二日未离宫者，两帖即愈。倘先三四五月内已经半产过者，将及前月分，略觉腰骨酸胀，忙服一剂即安。万全密传，验过多人。

当归酒洗　白术土炒　条芩酒炒，各一钱　熟地八分，姜汁再浸　白芍炒　杜仲盐水炒，断丝　阿胶蛤粉炒成珠　茯苓　蜜炙嫩芪各七分　川芎六分　砂仁五分，连壳　炙草三分

水、酒各一碗，煎八分，空心服。如急痛，将铜锅煎一钟，即服立止。

胸前作胀，加紫苏、陈皮各六分；白带或红，多加蒲黄炒、阿胶、炒地榆各一钱，艾叶七分；见红，加续断肉一钱，糯米一百粒。

凤衣散
治三五月小产。

用头生鸡子抱出小鸡之蛋壳，阴阳瓦焙黄，研末，如前次小产在何月至时，预以无灰酒冲服。

益气养荣汤
治瘰疬结核流注，一切郁热毒气。

人参　白术土炒　茯苓各一钱　当归二钱　川芎　白芍酒炒，各八分　熟地二三钱　黄芪蜜炙，一钱五分　桔梗一钱或八分　贝母去心，一钱二分　香附七八分　橘皮　炙草各五分

生姜引，水煎服。

回生丹方论

回生丹，保产之仙方也。昔有修合施人者临产服之，无不坦然。予在西江，有友人制此，方以十丸见赠，随手与人，俱称奇效。丁亥秋，游幕山左，途遇一难产者，子死腹中，举室仓惶，医亦乏术，予闻之，急简笥中，仅余一丸，送服，死胎立下，母命保全，人咸惊叹。乙丑春，就豫省之河北，邱都督

慕继为怀庆苏郡伯所召，两衙相距数武，随请捐俸修制，广为施舍。而绅士范在文亦集同人，修合以继，其间产中艰难诸证，无不立效。乙未秋，余乔居光州，内子已十五年不生育，嗣怀孕九月，因崩久气弱，胎死而坠，胞衣不下，血少干涩，气复虚弱，此危证也。急以开水送下一丸，少顷立下，屡试有验。但此方不知始自何人，编简方书，惟《万病回春》有之，记云长葛孙奎台经验。又《景岳全书》集中亦载是方，较予所传，略有不同，制法汤引，亦未讲明，故详述之。素堂何应豫识。

回生丹

治妇人产后诸疾，污秽未净，及一切实邪疼痛，死胎瘀血，冲逆等证。

锦纹大黄一斤，为末　苏木三两，打碎用，河水五碗煎汁，三碗听用　大黑豆三升，水浸取壳，用绢袋陈之，同豆煮熟，存汁三碗，去豆，将壳晒干，为末，俱听用　红花三两，炒黄色，入好酒四碗，煮十余滚，去渣听用　米醋九斤，陈者佳

将大黄为末一斤，入净锅，下米醋三斤，文火熬之。熬时人在旁以长木筋不住手，搅成膏。再加醋三斤熬之，又加醋三斤，次第加毕，然后下黑豆汁三碗。再熬，次下苏木汁，次下红花汁，熬成大黄膏，取瓦盆盛之。大黄锅焦，亦铲起。下入后药同磨。

人参二两　当归一两，酒洗　川芎酒洗　香附醋炒　延胡索醋炒　苍术米泔水浸一日，切片，炒　蒲黄隔纸炒　茯苓　桃仁去皮、尖、去油，以上各一两　川牛膝酒炒　甘草蜜炙　地榆酒洗　川羌活　广陈皮　白芍酒炒，各五钱　木瓜　青皮去瓤，炒　白术米泔水浸一日，炒　秋葵子各三钱　乌药二两五钱，去皮　良姜　木香各四钱　乳香　没药各二钱　益母草二两　马鞭草五钱　熟地一两　三棱醋浸透，纸里

煨　五灵脂醋煮化，焙干，研细　山萸肉酒浸，蒸，捣烂入药

上三十味，并前黑豆壳共晒干为末，入石臼内，下大黄膏，拌匀，再下炼熟蜜一斤，共捣千杵，取起为丸，每丸重二钱七八分，静室阴干，须二十余日，不可日晒，不可火烘，干后只重二钱有零，熔蜡护之，用时去蜡壳，随证择用，汤引送下一丸。制药时必先齐戒斋诚，如法炮制。如不会做腊壳，即用金箔为衣，亦可。

临产用参汤服一丸，则分娩全不费力。如无参，用淡淡炒盐汤。论曰：凡胎已成，子食母血，足月，血成块，谓之儿枕。将产，儿枕先破，血裹其子，故难产，服此丹，逐去败血，须臾自生。横生、逆产同治。亦有因气血虚损难治者，宜多服人参。

子死腹中，因产母染热病所致。用车前子一钱，煎汤调服一丸，至二丸三丸，无不下者。若因血下太早，子死于内，水涸不能下，用人参车前子各一钱，煎汤服。如无参，用陈酒少许，煎车前汤下。

胎衣不下，用炒盐少许，泡汤调服一丸或二三丸，即下。

产毕血晕，用薄荷汤调服一丸，即醒。

已上四条，乃临产紧要关头，一时即有名医，措手不及，此丹起死回生，必须预备。

产后三日，血气未定，还走五脏，奔充于肝，血晕，起止不得，眼见黑花，用滚水送下一丸。

产后七日，或因食物与血结聚胸中，口干，心闷，烦渴，胀满，用滚水送下一丸。

产后虚羸，血入心肺，热入脾胃，寒热似疟，滚水服一丸。

产后败血，热极，中心烦燥，言语癫狂，非风邪也，滚水

服一丸。

产后败血，流入心孔，闭塞失音，用甘菊花三分，桔梗三分，煎汤调服。

产未满月，误食酸寒坚硬之物，与物相搏，流入大肠，不能克化，泄痢脓血，用山楂煎汤调服。

生产时，百节开张，血入经络，停留日久，虚胀酸疼，非湿症也，用苏梗三分，煎汤调服。

产后月中，饮食不能应时，兼致怒气，余血流入小肠，闭塞水道，小便涩结，或溺血似鸡肝，用木通四分，煎汤调服。又或流入大肠，闭却肛门，大便涩难，或有瘀血成块如鸡肝者，用广皮三分，煎汤调服。

产后，恶露未净，饮食寒热，不得调和，以致崩漏，形如肝色，潮热烦闷，背膊拘急，用白术土炒三分，广皮二分，煎汤调服。

产后败血入五脏六腑，并走肌肤四肢，面黄，口干，鼻中流血，遍身斑点，危证也，陈酒化服。

产后小便涩，大便闭，乍寒乍热，如醉如痴，滚水调服。

凡产后一切异证，医所不识，人所未经，但服此丹，无不立安，一丸未应，再服一丸，以三丸为定，必效无疑，但药性太峻，不可多服，以损元气，中病即止可也。近日参价甚昂，独力难支，倘能邀集同人，公捐普济活人，不沙功德无量。

校注后记

一、成书年代与版本现状

《妇科备考》一书作者何应豫，生平不详。据现有文献，《妇科备考》约成书于1820年，全书共四卷。该书文字浅显易懂，条理清楚，叙述详备，用药精练，切合临床实际，对妇产科具有一定影响。是书刊行后，流传广泛。据笔者通过实地进行版本调研，《妇科备考》现存两个版本：清嘉庆二十五年（1820）刻本（现存于南京图书馆）和清道光元年（1821）商城四本堂刻本（现存于上海中医药大学图书馆）。其中清嘉庆二十五年（1820）刻本四卷保存完好，内容完整，校勘审慎，镌刻工整，印刷清晰；道光元年（1821）商城四本堂刻本仅存卷一和卷二，为残卷，并有个别字迹模糊不清、漫灭残损、版片断裂等现象。

本次整理以清嘉庆二十五年（1820）刻本为底本，以清道光元年（1821）商城四本堂刻本为校本。

二、学术思想

《妇科备考》是一部对妇产科疾病辨证施治的经验集。全书共分四卷。卷一分胎前章和产后章，分别论述妇科妊娠麻疹、妊娠气喘不得卧、子淋与转胞相类、孕妇遗尿、转胞、子喑、屡受屡堕、临产须知、论难产、催生四法、救难产、产后、三冲论；卷二论述经产圆机，包括调经、胎前、临产、产后、乳病的论治；卷三论述经脉、胎孕、妊娠药禁、产育、小产、产后带浊、遗淋、癥瘕、前阴类等内容，并附《宜麟要策》，以供求子者参阅；卷四为论列本书临床诸方，并附有回生丹方论。

综观全书，论述详尽，每有独到之处，具有一定的临床指导意义。笔者拟就以下几方面对该书的学术思想作一浅析。

（一）兼收并蓄，执简驭繁

《妇科备考》一书，以《内经》理论为基础，参阅《产科心法》《妇人规》等妇科名著精华，兼录诸家经验，从妇科的病名、病因、病机乃至证治方面集各家之言，兼收并蓄，撮其要旨，聚而成篇。正如何应豫所言："予斟酌尽善，宗古人书，采专科法，并独得秘，自经脉以至胎产杂症，删繁去泛，勾精摘要。"兼收并蓄，汇集诸多妇科名著之精华。

在论述中，本书不仅兼收并蓄，而且执简驭繁，对临床妇科疾病进行了高度归纳和总结。如在经产圆机中指出："妇人诸病与男子同，而所异者惟经水、胎产之属。乃其最切之病，不得不将奇异各证简其要者为主方，随证加减。一证一方，以见其常；加减附论，以通其变。列为调经、胎前、临产、产后、乳病五条。"

（二）圆活宜从三思，执持须有定见

何应豫曰："用方之意，贵乎圆通。"强调临证之时圆机活法的重要性。同时指出圆机活法固然重要，但亦当有度。"若但圆无主，则乱杂丛生，而无不可矣。不知疑似问，自有一定不易之道，此圆通中不可无执持也"。同时，何应豫也反对执持太过，"若执一不反，则偏拗生而动相左矣，不知倏忽间，每多三因难测之变，此执持中不可无圆活也"。指出执持中又当圆机活法，灵活机变。故此，何应豫曰："圆活宜从三思，执持须有定见。既能执持，又能圆活，非临症多者不能。"指出医者圆机活法，宜三思而行，不可过圆；执持古方，宜举一反三，不可执持太过。

（三）考虑精详，面面俱到

作者在论述妇科临证之时，考虑周详，面面俱到，强调防患于未然。如作者在文中指出："临产时，如白蜜、沸汤、薄粥、美膳常要齐具。渴则以白蜜半杯，温汤化开饮之，可以润燥滑胎，令其易产。饥即以薄粥、美膳食之，令其中气不乏，自然易生。"

（四）论述详尽，参以己见

在《宜麟要策》中，何氏根据历代对嗣育的认识及作者自身体会，强调"种子之方，本无定轨，因人而药，各有所宜"，"故凡寒者宜温，热者宜凉，滑者宜涩，虚者宜补，去其所偏，则阴阳和而生化著矣。今人不知此理，而但知传方，岂宜于彼者亦宜于此耶？且或见一人偶中，遂不论药之宜否而共传其神，兢相制服，又岂知张三之帽非李四所可以戴也"。同时，强调男精女血在生殖中的重要作用，力主调养身心而生子，准确科学，具有一定的临床意义。

除了论述详尽之外，作者往往参以己见。如指出："种子之法，古人言之不少，予谓未必尽善。"并进而举例："如《广嗣诀》云：三十时辰两日半，二十八九君须算，落红满地是佳期，金水过时徒霍乱，霍乱之时枉用功，树头树底见残红，但解花开能结子，何愁丹桂不成丛。此言经期方止，子宫正开，便当布种，过此而闭，不受胎矣，然有十日半月及二十日之后受胎者，此言殊不可信者。昔有一夜夫妻百八丁，又何为其然也？若依此说，则不端之妇但于后半月为之，自无他虑矣。"

三、编写特色

纵观《妇科备考》全书，该书有如下四个方面的特色：①书中广集博采，收录诸家经验，兼收并蓄，撮其要旨。②临床经验记录详细，在辨别证候轻重缓急和药物使用细节上都很周详，充分体现本书为医家"经验秘传"之特点。③将妇科部分常见病证的症状特征、治疗方法编为歌诀，便于诵记。④有论有方，便于检索。书中将各卷所用方剂单独列出，编为一卷，即卷四。

方名索引

总 书 目

I

本　草

V